組織パターンに基づく

肝生検の病理診断

全　陽　著
ZEN　Yoh

日本メディカルセンター

Liver Biopsy Diagnosis : A Pattern-based Approach

Author
Yoh Zen, MD, PhD, FRCPath
Professor of Liver Histopathology
King's College Hospital

©2019 by Nihon Medical Center, Inc., Tokyo, Japan

序　文

　非腫瘍性肝疾患が作り出す組織変化は非線形であり，マニュアルやガイドラインでは対応できない．複雑な形態変化から疾患名に到達する作業には知識だけでなく，経験に裏打ちされた「コツ」が必要となる．筆者はこれまでに多くの肝疾患の診断経験があり，おそらく他の病理医と比較すると2桁か3桁は多い症例数だろう．その経験を通して会得した「コツ」を伝授したいと考えたのが本著を執筆したきっかけである．

　非腫瘍性疾患を組織パターンで診断するという試みは肺や皮膚など他臓器ではすでに受け入れられている．肝臓でも同様のアプローチが可能であり，おそらく現時点でもっとも効率的な診断方法だろう．しかし，この方法を系統だって記載した書物は筆者の知る限り存在しない．本著は雑誌『臨牀消化器内科』の13回の連載内容を元に，単行本として出版したものである．連載時の内容に，用語や疾患の解説を加え，提示症例を倍増し，300以上のカラー写真を用いて解説した．実践に則した肝臓病理の理解に少しでも役立つことを願っている．

　最後に，連載の機会をいただいた『臨牀消化器内科』の編集委員の先生方，また書籍化に際してお手伝いいただいた日本メディカルセンター黒添勢津子氏に深謝申し上げる．

　　2019年3月3日　ロンドンにて

全　陽

CONTENTS

第1章　非腫瘍性肝疾患の病理診断で用いる用語　　7

第2章　"組織パターン"に基づく肝生検診断法　　23

　　1. なぜ，組織パターンか？ ………………………………… 24
　　2. 組織パターンに基づく肝生検診断法 …………………… 24
　　3. 急性肝炎型 vs. 慢性肝炎型 ……………………………… 30
　　4. 慢性肝炎型 vs. 慢性胆汁うっ滞型 ……………………… 32
　　5. Interface activity の評価 ………………………………… 32
　　6. オルセイン染色 …………………………………………… 36

第3章　症例検討　　37

- 症例1 ………………………… 38
- 症例2 ………………………… 43
- 症例3 ………………………… 46
- 症例4 ………………………… 50
- 症例5 ………………………… 54
- 症例6 ………………………… 59
- 症例7 ………………………… 64
- 症例8 ………………………… 68
- 症例9 ………………………… 73
- 症例10 ……………………… 79
- 症例11 ……………………… 83
- 症例12 ……………………… 88
- 症例13 ……………………… 91
- 症例14 ……………………… 95
- 症例15 ……………………… 99
- 症例16 ……………………… 105
- 症例17 ……………………… 109
- 症例18 ……………………… 113
- 症例19 ……………………… 118
- 症例20 ……………………… 122
- 症例21 ……………………… 126
- 症例22 ……………………… 131
- 症例23 ……………………… 135
- 症例24 ……………………… 139
- 症例25 ……………………… 143

第4章　各疾患で見られる代表的病理所見　　147

1. 肝炎ウイルスによるウイルス性急性肝炎 …………… 148
2. 肝炎ウイルスによるウイルス性慢性肝炎 …………… 150
3. 薬剤性肝障害 ………………………………………… 152
4. 自己免疫性肝炎 ……………………………………… 154
5. 原発性胆汁性胆管炎 ………………………………… 156
6. 原発性硬化性胆管炎 ………………………………… 158
7. IgG4関連硬化性胆管炎 ……………………………… 160
8. アルコール性肝障害 ………………………………… 162
9. 非アルコール性脂肪性肝疾患 ……………………… 164
10. ヘモクロマトーシス ………………………………… 166
11. ウィルソン病 ………………………………………… 168
12. サルコイドーシス …………………………………… 170
13. 非硬変性門脈圧亢進症 ……………………………… 172
14. 先天性肝線維症 ……………………………………… 174
15. バッド・キアリ症候群 ……………………………… 176
16. Veno-occlusive disease/Sinusoidal obstruction syndrome …………… 178
17. 移植片対宿主病（Graft-versus-host disease）……… 180
18. アミロイドーシス …………………………………… 180
19. 胆管消失症候群 ……………………………………… 182
20. 肝炎ウイルス以外のウイルス感染 ………………… 184

索　引 …………… 188

● 初出一覧 ●

第1章　非腫瘍性肝疾患の病理診断で用いる用語
　　　　　　　　書き下ろし
第2章　"組織パターン"に基づく肝生検診断法
　　　　　　　　臨牀消化器内科 2016；31：1157-1161，1286-1290 より改変
第3章　症例検討
　症例1　　　臨牀消化器内科 2016；31：1412-1417 より改変
　症例2　　　書き下ろし（臨牀消化器内科 2016；31：1412-1417 の参考症例）
　症例3　　　臨牀消化器内科 2016；31：1537-1542 より改変
　症例4　　　書き下ろし（臨牀消化器内科 2016；31：1537-1542 の参考症例）
　症例5　　　臨牀消化器内科 2016；31：1652-1656 より改変
　症例6　　　臨牀消化器内科 2016；31：1755-1760 より改変
　症例7　　　臨牀消化器内科 2017；32：109-114 より改変
　症例8　　　臨牀消化器内科 2017；32：245-249 より改変
　症例9　　　臨牀消化器内科 2017；32：350-355 より改変
　症例10　　臨牀消化器内科 2017；32：606-610 より改変
　症例11　　臨牀消化器内科 2017；32：745-749 より改変
　症例12　　臨牀消化器内科 2017；32：1297-1302 より改変
　症例13　　臨牀消化器内科 2017；32：1416-1421 より改変
　症例14　　書き下ろし
　症例15　　書き下ろし
　症例16　　書き下ろし
　症例17　　書き下ろし
　症例18　　書き下ろし
　症例19　　書き下ろし
　症例20　　書き下ろし（臨牀消化器内科 2017；32：109-114 の参考症例）
　症例21　　書き下ろし
　症例22　　書き下ろし
　症例23　　書き下ろし
　症例24　　書き下ろし
　症例25　　書き下ろし
第4章　各疾患で見られる代表的病理所見
　　　　　　　　書き下ろし

● 表紙写真 ●

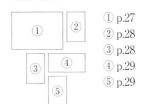

① p.27
② p.28
③ p.28
④ p.29
⑤ p.29

第1章

非腫瘍性肝疾患の病理診断で用いる用語

　肝臓病理ではよく似た用語を異なる組織変化を表現するために用いることや，異なる用語が同じ組織像を意味することがあり，しばしば混乱を招く．本章では肝臓病理の用語，とくに非腫瘍性肝疾患に関するものを解説する．

グリソン鞘　Glisson's capsule

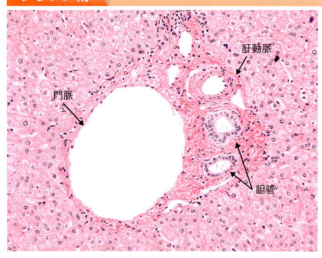

末梢肝組織では，肝動脈，門脈，胆管が線維性結合組織で束ねられている（図1-1）．これらの3つの管腔構造を取り囲む結合組織をグリソン鞘と呼ぶ．グ鞘と省略することや，門脈域と呼ぶこともある．

図1-1 グリソン鞘．門脈，胆管，肝動脈を束ねる．

インターフェース肝炎　interface hepatitis

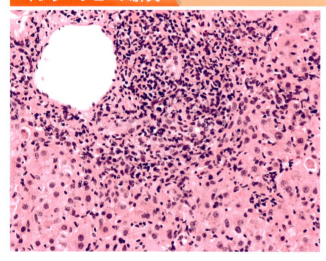

グリソン鞘と肝実質の境界部は限界板（interface）と呼ばれ，正常肝ではその境界は明瞭である．グリソン鞘に浸潤するリンパ球により限界板が不明瞭になる状態をインターフェース肝炎と呼ぶ（図1-2）．肝炎型のinterface activityと同義である（第2章参照）．

図1-2 インターフェース肝炎．門脈域に浸潤する炎症細胞浸潤により限界板が不明瞭となる．

細胆管反応　ductular reaction

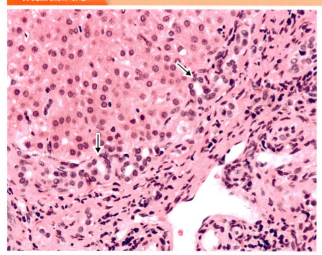

グリソン鞘の辺縁部に小径の胆管が出現する現象を意味する．既存の小葉間胆管に比して，内腔は不明瞭で，ホースがねじれたような形態を呈す（図1-3）．細胆管増生と呼ぶこともあるが，細胞が増生しているわけではないので，細胆管反応のほうが正しい．

図1-3 細胆管反応．門脈域の辺縁部に連なるように配列する細胆管を見る（矢印）．

細胆管炎　cholangiolitis

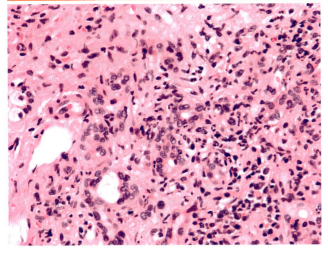

細胆管周囲に著明な好中球浸潤が見られる状態（**図1-4**）.

図1-4 細胆管炎. 細胆管周囲に好中球浸潤が目立つ.

胆管周囲の線維化　periductal fibrosis

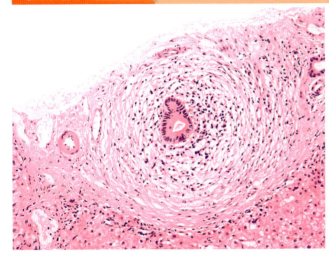

胆管周囲に同心円状の線維化が生じた状態を意味する. 正常の小葉間胆管には線維性の胆管壁は存在しないので病的な線維化の同定は容易だが（**図1-5**），隔壁胆管よりも太い胆管では正常でも線維性の胆管壁が存在するため線維化の評価には注意を要する.

図1-5 胆管周囲の線維化. 胆管周囲に同心円状の線維化を見る.

胆管消失　ductopenia

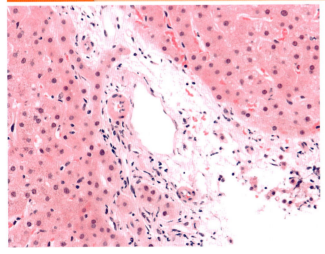

文字どおり胆管が消失する現象を意味する. 正常肝でも薄切面の関係で7%の門脈域で胆管が不明瞭になるといわれており，10%以上の門脈域で胆管が不明瞭なときに有意なものと考えるとよい. また，胆管は必ず動脈と伴走するため，動脈を目印として胆管の有無を評価する（**図1-6**）.

図1-6 胆管消失. この門脈域には門脈と肝動脈が確認できるが，胆管が見られない.

胆汁栓　bile cast

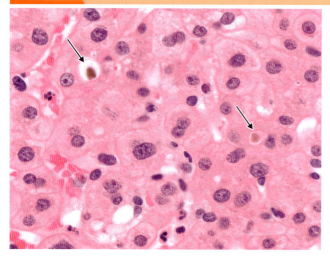

凝集した胆汁成分を意味する（図1-7）．HE染色では茶褐色に染色され，鉄染色（ベルリン・ブルー染色）やElastica van Gieson染色で緑色となりより評価しやすくなる．

図1-7　胆汁栓．肝細胞外に胆汁成分の凝集物が見られる（矢印）．

毛細胆管内胆汁うっ滞　canalicular cholestasis

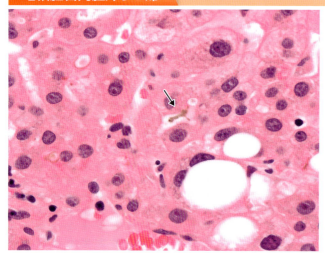

肝細胞で囲まれた毛細胆管が拡張し，内部に胆汁栓が見られる（図1-8）．

図1-8　毛細胆管内胆汁うっ滞．毛細胆管内に鋳型状に貯留する胆汁栓を見る（矢印）．

肝細胞内胆汁うっ滞　hepatocellular cholestasis

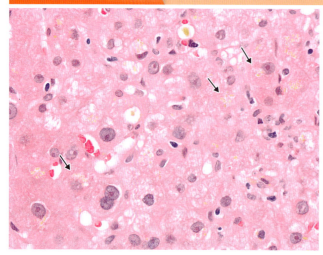

肝細胞内に胆汁成分が貯留し，小顆粒状や球状の茶褐色沈着物として観察される（図1-9）．鉄染色でより緑色調となり，茶褐色のリポフスチンや青色の鉄顆粒と区別できる．

図1-9　肝細胞内胆汁うっ滞．肝細胞内に貯留した胆汁が黄色～茶褐色調の顆粒として観察される（矢印）．

細胆管内胆汁うっ滞　ductular cholestasis

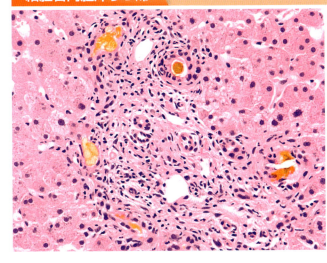

細胆管内に胆汁栓が形成された状態（**図1-10**）．感染性胆管炎，敗血症，また急性肝不全など肝容量が不足した際に見られる．

図1-10 細胆管内胆汁うっ滞．細胆管の内腔が拡張し，胆汁栓を入れる．

単細胞性壊死　spotty necrosis

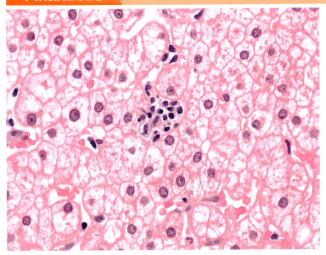

肝細胞索に配列する肝細胞が1つ脱落し，その部位にリンパ球の集簇を伴う（**図1-11**）．

図1-11 単細胞性壊死．1つの肝細胞が脱落して，リンパ球浸潤で置換される．

巣状壊死　focal necrosis

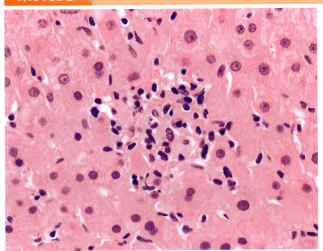

2～3個の肝細胞が脱落し，集簇したリンパ球で置換される（**図1-12**）．

図1-12 巣状壊死．単細胞性壊死よりも大きな壊死巣を形成する．

帯状壊死　zonal necrosis, confluent necrosis

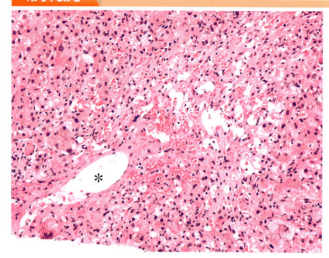

肝細胞が領域性に脱落した状態（**図1-13**）．脱落した部位により肝静脈周囲帯状壊死（perivenular zonal necrosis）や，zone 3 necrosisなどと呼ばれる．複数の門脈域や中心静脈を巻き込む帯状壊死を架橋壊死（bridging necrosis）と呼ぶ．

図1-13 帯状壊死．中心静脈（＊）周囲の肝細胞が領域性に脱落する．

亜広範壊死　submassive necrosis

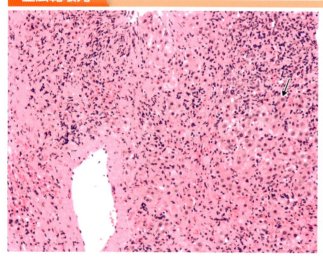

肝実質のほとんどが脱落し，肝細胞が一部にしか確認できない状態を呼ぶ（**図1-14**）．

図1-14 亜広範壊死．複数の小葉にまたがる実質脱落が見られるが，一部で肝細胞が巣状に残存する（矢印）．

広範壊死　massive necrosis

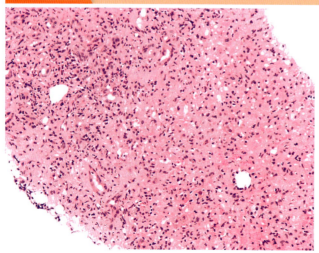

肝実質の全体が脱落し，肝細胞が確認できない状態を呼ぶ（**図1-15**）．肝細胞がまったく見られないことで亜広範壊死と区別される．

図1-15 広範壊死．広範な実質脱落により肝細胞が確認できない．

好酸体　acidophilic body

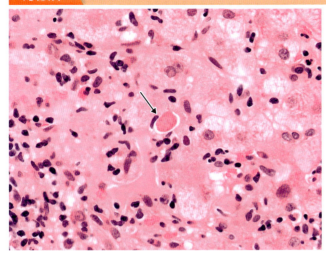

肝細胞のアポトーシスを反映した所見．肝細胞が好酸性となり核が確認できなくなる（図1-16）．

図1-16　好酸体．好酸性変性を示す肝細胞を見る（矢印）．

肝細胞腫大　hepatocyte swelling

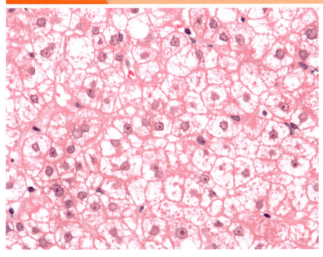

肝細胞が腫大し，細胞質が淡明化する（図1-17）．原因はさまざまで，強い肝細胞障害，胆汁うっ滞で見られることが多い．

図1-17　肝細胞腫大．肝細胞が大型化し，細胞質が淡明となる．

肝細胞風船様腫大　hepatocyte ballooning

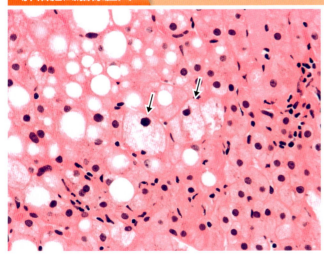

顕著な腫大を示す肝細胞を意味する．肝細胞の骨格を形成する中間径フィラメントが障害され，細胞形態を維持できず風船様に腫大するため，外側に凸の形態となる（図1-18）．脂肪性肝炎では小葉中心部に，進行した胆汁うっ滞性疾患では門脈域周囲に観察される．

図1-18　肝細胞風船様腫大．肝細胞の腫大が顕著となり，球状の形態となる（矢印）．

多核巨大肝細胞　multinucleated giant hepatocyte

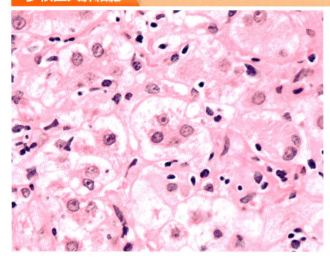

肝細胞が大型化し，1つの細胞内に2個以上の核が観察される（**図1-19**）．肝細胞障害に伴う形態変化の一つと考えられる．異常な細胞分裂を反映した所見でなく，隣接する肝細胞が融合したと考えられている．

図1-19 多核巨大肝細胞．3つの核を有する大型肝細胞を見る．

エンペリポレーシス　emperipolesis

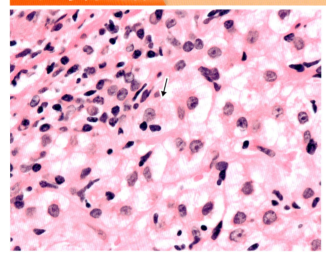

肝細胞の細胞質にリンパ球が取り込まれた状態を呼ぶ（**図1-20**）．この形態変化の機序は不明だが，多核化と同様に肝細胞の融合過程でリンパ球が細胞質に取り込まれた可能性がある．

図1-20 エンペリポレーシス．肝細胞の細胞質にリンパ球が取り込まれる（矢印）．

中心静脈周囲炎　central perivenulitis

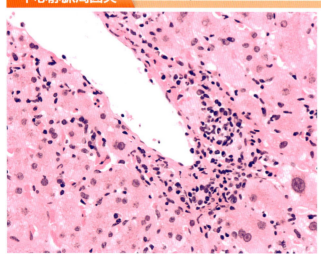

中心静脈周囲に炎症細胞浸潤が見られる状態を呼ぶ（**図1-21**）．通常は中心静脈周囲の肝細胞脱落を伴う．形質細胞を伴う中心静脈周囲炎は自己免疫性肝炎でよく見られる．

図1-21 中心静脈周囲炎．中心静脈周囲に炎症細胞浸潤を見る．

内皮炎　endotheliitis

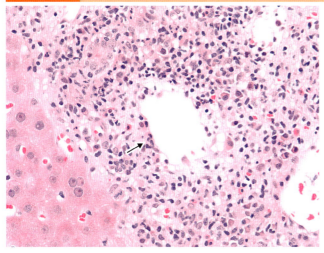

門脈や中心静脈の内皮下に炎症細胞が浸潤することで，内皮が浮かぶように配列する（図1-22）．肝移植後の急性細胞性拒絶の際に見られることで有名である．

図1-22 内皮炎．門脈域に浸潤する炎症細胞が内皮直下に達し，内皮が浮遊する（矢印）．

大滴性脂肪沈着　macrovesicular steatosis

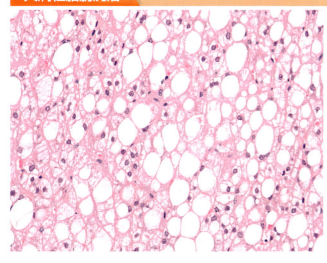

肝細胞の細胞質に脂肪が沈着し，大きな脂肪滴を形成した状態を意味する（図1-23）．

図1-23 大滴性脂肪沈着．肝細胞の細胞質に大型の脂肪滴が観察される．

小滴性脂肪沈着　microvesicular steatosis

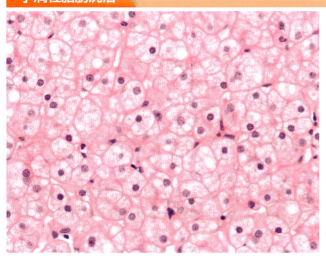

肝細胞の細胞質に沈着した脂肪が微細な脂肪滴を形成した状態を意味する．大滴性＋小滴性脂肪沈着は単純性脂肪肝を含むさまざまな病態が見られるが，純粋な小滴性脂肪沈着では代謝性疾患など特殊な病態を考慮する必要がある（図1-24）．

図1-24 小滴性脂肪沈着．肝細胞の細胞質が淡明で，その中に小型の脂肪滴を見る．

マロリ体　Mallory-Denk body

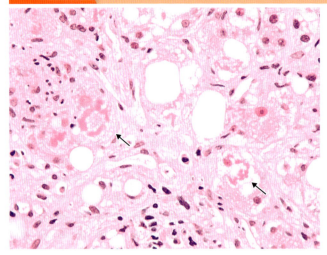

肝細胞の細胞質内に形成される好酸性の凝集物を意味する（**図1-25**）．中間径フィラメントが凝集したものと考えられ，免疫染色でサイトケラチン陽性となる．欧米では以前はMallory bodyと呼ばれていたが，最近ではマロリ体の研究を進めたHelmut Denk博士の名前をつけてMallory-Denk bodyと呼ぶことが多い．

図1-25 マロリ体．腫大した肝細胞の細胞質に好酸性凝集物を見る（矢印）．

巨大ミトコンドリア　giant mitochondria

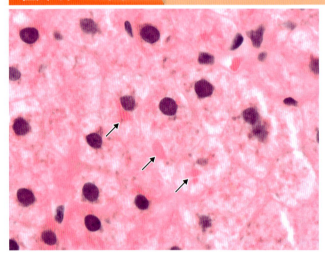

肝細胞内に多数存在するミトコンドリアが巨大化し，HE染色でも同定できる状態を呼ぶ（**図1-26**）．不整形のマロリ体と異なり，球状や針状などの形態をとる．

図1-26 巨大ミトコンドリア．肝細胞の細胞質に結晶状の好酸性構造物が見られ，大型化したミトコンドリアに相当する（矢印）．

類上皮肉芽腫　epithelioid granuloma

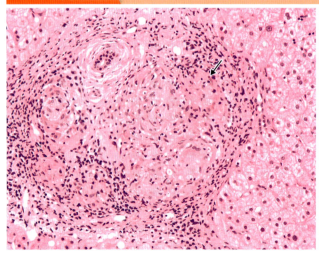

他臓器同様に類上皮細胞が集簇した状態を意味する（**図1-27**）．内部に壊死を伴うものと，伴わないものがある．

図1-27 類上皮肉芽腫．門脈域内に境界明瞭な大型肉芽腫形成を見る（矢印）．

脂肪肉芽腫　lipogranuloma

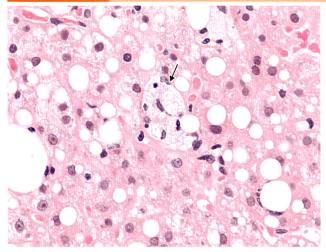

脂肪性肝障害で見られる所見で，脂肪滴の周囲に組織球が集簇する（図1-28）．典型的な類上皮肉芽腫よりも小型で，境界不明瞭である．

図1-28　脂肪肉芽腫．脂肪滴を含有したマクロファージの集簇巣を見る（矢印）．

肝細胞索　liver cell plate

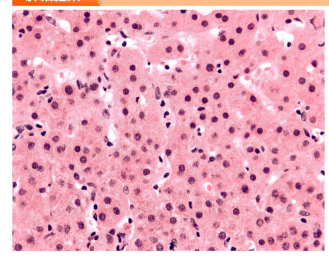

肝実質を構成する肝細胞の配列を意味する．通常は1細胞性で，2〜3細胞性になると再生機転が働いていると推察される（図1-29）．

図1-29　肝細胞索．本例では肝細胞索が2〜3細胞性と肥厚しており，再生性変化が示唆される．

ロゼット　rosette

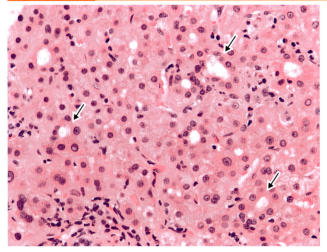

肝細胞が花びら状に配列した状態を意味する．ロゼット中央の毛細胆管が拡張するもの（図1-30），胆汁栓を入れたものを胆汁うっ滞性ロゼット（cholestatic rosette）と呼ぶ．

図1-30　ロゼット．肝細胞が花びら状に配列する（矢印）．中央の空隙は拡張した毛細胆管で，胆汁うっ滞性ロゼットに相当する．

羽毛様変性　feathery degeneration

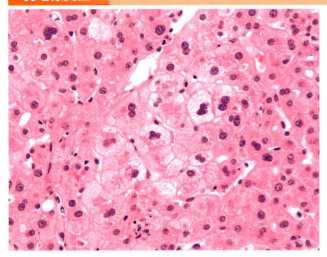

急性胆汁うっ滞で肝細胞が腫大し，細胞質が羽毛様～網目状になることを意味する（図1-31）．

図1-31 羽毛様変性．肝細胞が腫大し，細胞質が網目状となる．

胆汁性梗塞　bile infarct

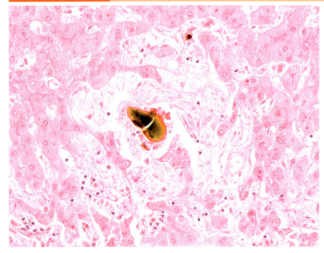

肝実質内の胆汁うっ滞により肝細胞が壊死に陥る状態を呼ぶ．脱落した領域には組織球の集簇と，胆汁成分の貯留が見られる（図1-32）．高度の胆汁うっ滞の際に見られ，とくに肝外胆管閉塞で出現することが多い．

図1-32 胆汁性梗塞．実質内の胆汁うっ滞により肝細胞が脱落し，組織球浸潤で置換される．

核糖原　nuclear glycogen

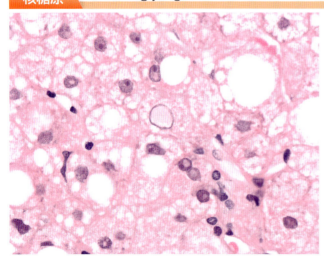

肝細胞の核が空胞状になる（図1-33）．糖尿病やウィルソン病で見られることが多いが，特異性は低い．

図1-33 核糖原．肝細胞の核が空胞状となる．

鉄沈着　siderosis

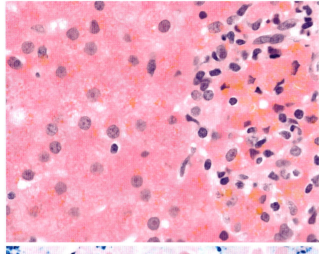

肝細胞，胆管上皮，内皮，マクロファージに鉄が沈着した状態を意味する（図1-34）．その程度によりgrade 1～4に分類するのが一般的である．評価には鉄染色が有用である（図1-35）．

図1-34 鉄沈着．肝細胞の細胞質に黄金色の鉄沈着を見る．写真右にはマクロファージ内の鉄沈着が見られる．

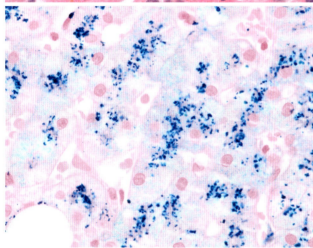

図1-35 鉄沈着（ベルリン・ブルー染色）．肝細胞の細胞質に沈着する鉄が青色で描出される．鉄は類洞対側，すなわち毛細胆管側に沈着する傾向がある．

オルセイン染色　orcein stain

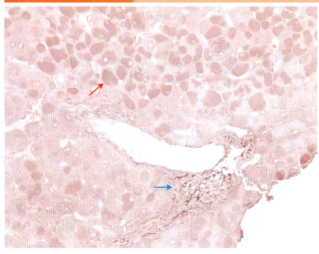

肝組織でオルセイン陽性となる構造は3つある（図1-36）．1つは弾性線維で，慢性肝疾患でその量が増える．2つ目はHBV感染でみられる肝細胞内すりガラス状封入体で，HBs抗原を反映している．3つ目は銅結合蛋白である．

図1-36 赤矢印が肝細胞のすりガラス状変化．青矢印が門脈域の弾性線維．

銅結合蛋白の沈着　copper-associated protein deposition

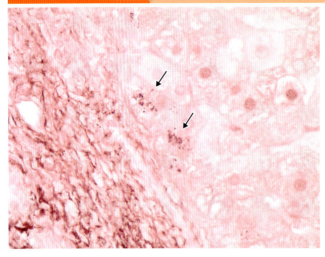

胆汁酸うっ滞が3～4週間持続すると銅の排泄が障害され，門脈域周囲の肝細胞に銅が沈着する．それと同時に銅結合蛋白も沈着するため，オルセイン染色で小顆粒として同定できる（**図1-37**）．つまり，銅結合蛋白の沈着は3～4週間以上の胆汁酸うっ滞を示唆する．また，ウィルソン病でも銅沈着と同様に銅結合蛋白も肝細胞内に沈着する．

図1-37　銅結合蛋白の沈着（オルセイン染色）．門脈域周囲の肝細胞に顆粒状の沈着物を見る（矢印）．

微小膿瘍　microabscess

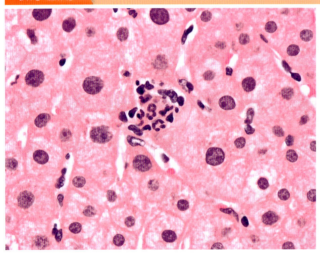

肝実質内の好中球の小集簇を意味する（**図1-38**）．感染症を示唆する所見で，免疫抑制状態であればサイトメガロウイルス（CMV）感染を除外する必要がある．

図1-38　微小膿瘍．実質内に好中球の集簇を見る．

肝細胞周囲の線維化　pericellular fibrosis

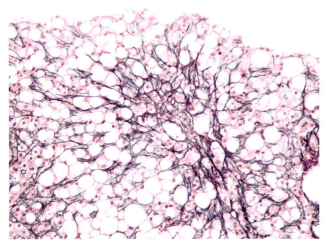

通常，肝細胞周囲には微細な細網線維しか見られないが，細網線維が厚くなった状態，もしくは膠原線維の沈着を意味する（**図1-39**）．小葉中心部から伸び出すことが多い．

図1-39　肝細胞周囲の線維化（鍍銀染色）．肝細胞周囲の細網線維が肥厚し，肝細胞を取り囲む．

結節性再生性過形成　nodular regenerative hyperplasia

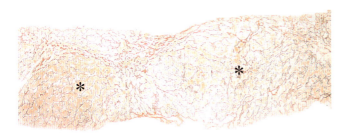

小葉中心部の肝実質が萎縮し，門脈域周囲の実質が過形成となることで，実質が小結節状の状態となる．再生結節と異なり結節周囲に線維性隔壁が存在しない（図1-40）．結節の中央部に門脈域が存在することを確認するとよい．

図1-40 結節性再生性過形成（鍍銀染色）．実質が小結節状となり（＊），結節周囲に線維性隔壁は見られない．

虚　脱　collapse

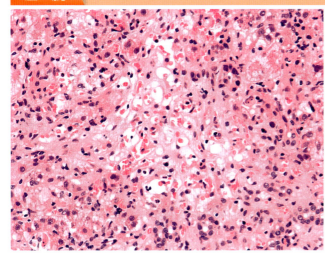

肝細胞が領域性に脱落し，肝細胞周囲に存在した細網線維が重合する現象を呼ぶ（図1-41）．一見すると，線維化のように見えるが，細網線維の重合なのでスリット状の空隙が存在すること，出血を伴うことで，真の線維化と区別できる（第2章参照）．

図1-41 虚脱．肝細胞の帯状壊死巣では，肝細胞周囲に存在した細網線維網が虚脱し，線維巣の中に空隙が介在し，出血を伴う．

第2章

"組織パターン"に基づく肝生検診断法

　非腫瘍性肝疾患の肝生検診断は病理医でも難しいとされる．異なる疾患でも同じような組織所見が出現し，「この所見が見られればこの疾患」といった1対1対応になっていないことが理由の一つである．最近，「組織パターン」に基づいて肝生検を評価する方法が主流となってきた．世界で活躍している肝臓病理医は本人が意識しているかしていないかの違いはあるが，ほぼ全員がこの方法で診断しているといっても過言ではない．このアプローチでは，個々の組織所見を重視せず，全体の組織パターンに基づいて分類し，各パターンを呈しうる疾患を効率的に鑑別していく．この方法を用いれば，肝生検が苦手な病理医，もしくは肝臓病理の知識が少ない内科医でも，系統立った診断が可能となる．

1. なぜ，組織パターンか？

　一つ目の理由は肝臓には，まったく異なる疾患でも類似の組織変化が出現するため，個々の組織所見よりも組織パターンのほうが，病態をより反映しているからである．たとえば，ウイルス性肝炎では胆管障害像が見られ，原発性胆汁性胆管炎（primary biliary cholangitis；PBC）と類似の像を呈することがある．胆管障害像だけに基づいていると両疾患を区別することはできない（図2-1）．しかし，ウイルス性肝炎とPBCは異なる組織パターンに分類されるため，組織パターンに基づくことで，個々の組織所見にとらわれることなく診断に到達することができる．

　もう一つの理由は，肝臓では異なる疾患でも病態が類似していれば，同じような終末像へと進展するからである．たとえば，原発性硬化性胆管炎（primary sclerosing cholangitis；PSC）とPBCは異なる疾患だが，最終的には胆汁性肝硬変となり，終末像の肝生検所見はきわめて類似する．また，ウイルス性肝炎と自己免疫性肝炎（autoimmune hepatitis；AIH）も，臨床所見なしではその鑑別は行えない．これらは病理医を悩ます原因であるが，それを逆に利用することで，炎症性肝疾患をいくつかの組織パターンに分類し，そのパターンを呈する疾患だけを効率的に鑑別することができるのである（図2-2）．

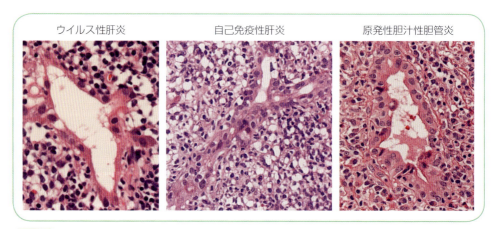

図2-1 ウイルス性肝炎，自己免疫性肝炎，原発性胆汁性胆管炎で見られた胆管障害像
胆管障害の組織像だけではこれら3つの疾患は区別できない．

2. 組織パターンに基づく肝生検診断法

　実際の診断手順を図2-3に示す．肝生検を弱拡大で観察し，どのパターンに該当するか評価し，次により細かな組織所見を評価することで，そのパターンに含まれる疾患のなかから診断名に到達する．そして，すべての組織所見がその疾患で解釈できるか再度確認する必要がある．もし説明できない場合は，診断が間違ってないか，別の疾患が共存してないか，また亜型でないか考える必要がある．重要なことはこのプロセスをできるだけ臨床像を加味しないで行うことである．内科医であれ

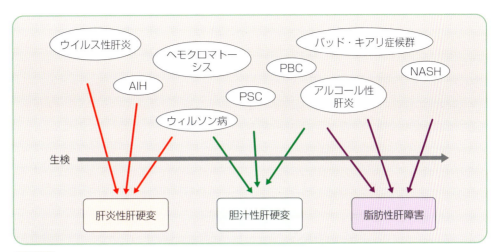

図 2-2

　非腫瘍性肝疾患は進行すると類似の組織パターンを呈するようになる．この特徴を利用することで効率的に鑑別疾患を絞り込むことができる．たとえば，肝生検（横矢印）されたときに，その疾患がどちらの方向に進展しているかがわかれば，その方向に進行しうる疾患だけを鑑別すればよいことになる．これが組織パターンに基づく診断の考え方である．

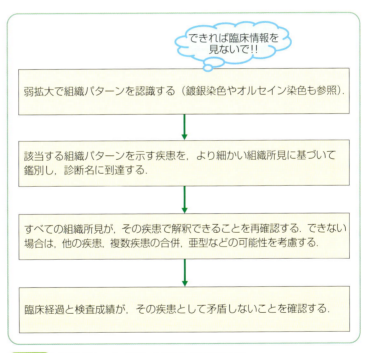

図 2-3 組織パターンに基づく肝生検診断手順

ば臨床経過を把握しているため難しいかもしれないが，バイアスのかからない状態で評価することが重要である．最後に臨床所見（年齢や検査成績など）も，自分が考えた疾患で矛盾がないことを確認して終了である．

　肝疾患は 6 つにパターン分類するとわかりやすい（**図 2-4，表 2-1**）．

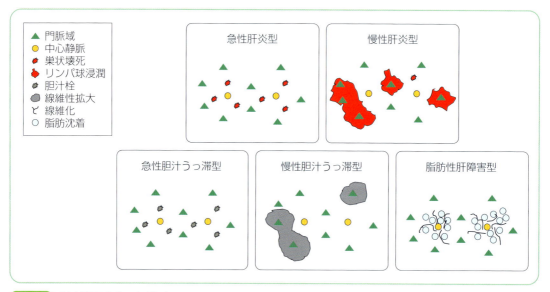

図 2-4 炎症性肝疾患の組織パターン

　急性肝炎型は実質内の壊死炎症性変化を主体とし、門脈域の変化は目立たない。慢性肝炎型と慢性胆汁うっ滞型は、門脈域周囲の変化を主体とする。急性胆汁うっ滞型では、実質内に胆汁栓が見られるが、門脈域の変化に乏しい。脂肪性肝障害型では、脂肪沈着に加えて、小葉中心部に見られる肝細胞周囲の線維化を特徴とする。これらの組織パターンで説明できない症例（血流障害など）や、複数の組織パターンが存在する症例はその他の組織パターンに分類される。

表 2-1 各組織パターンの組織学的特徴

組織パターン	組織像	写真解説
急性肝炎型	実質の変化が主体で、肝細胞の巣状壊死や帯状壊死が見られる。門脈域にも炎症細胞浸潤が見られるが目立たず、炎症の首座は小葉内にある。	図 2-5
慢性肝炎型	門脈域を主体とした炎症細胞浸潤が見られ、種々の程度の門脈域周囲の線維化を伴う。実質炎も伴うが、炎症の首座は門脈域にある。	図 2-6
急性胆汁うっ滞型	実質内に多数の胆汁栓が見られる。門脈域の炎症や線維性拡大は目立たない。	図 2-7
慢性胆汁うっ滞型	門脈域とその周囲の肝細胞に変化が見られる。門脈域の線維性拡大、細胆管増生、biliary type interface activity、門脈域周囲の肝細胞の風船様腫大、銅結合蛋白の沈着（オルセイン染色）が特徴的である。	図 2-8
脂肪性肝障害型	脂肪沈着はいずれのパターンでも非特異的に見られるので、特徴的な線維化のパターンを認識する必要がある。小葉中心部（中心静脈周囲）に、肝細胞周囲を取り巻く線維化が見られ、腫大した肝細胞を小葉中心部に散見する。	図 2-9
その他	他の組織パターンに合致しない、もしくは複数の組織パターンが混在して見られる。	

各組織パターンを示す疾患を**表 2-2** に示す．これらがすべてではないが日常診療で遭遇する疾患の多くはこれに含まれる．その他の組織パターンには，血流障害やアミロイドーシスなど他の組織パターンで説明できない疾患や，複数の組織パターンが共存する病態が含まれる．日常診療で見られることはそれほど多くはない．

表 2-2 各組織パターンを示す代表的な疾患（すべてではない）

組織パターン	代表的疾患
急性肝炎型	ウイルス性肝炎，薬剤性肝障害，自己免疫性肝炎（AIH）
慢性肝炎型	ウイルス性肝炎，AIH，ヘモクロマトーシス，ウィルソン病，サルコイドーシス
急性胆汁うっ滞型	薬剤性肝障害，閉塞性胆管障害（急性期），腫瘍随伴症候群，移植片対宿主病（GVHD）
慢性胆汁うっ滞型	原発性胆汁性胆管炎（PBC），原発性硬化性胆管炎（PSC），閉塞性胆管障害（慢性期），サルコイドーシス
脂肪性肝障害型	単純性脂肪肝，アルコール性肝炎，非アルコール性脂肪性肝炎（NASH），薬剤性肝障害，ウィルソン病
その他	サルコイドーシス，薬剤性肝障害，結節性再生性過形成（NRH），バッド・キアリ症候群，PBC/AIH オーバーラップ，アミロイドーシスなど

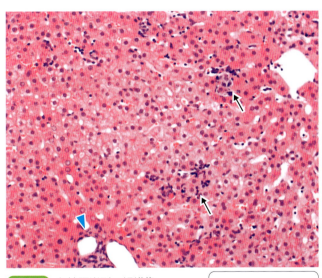

図 2-5 急性肝炎型の組織像

実質内に巣状壊死（矢印）が散見されるが，門脈域（矢頭）の炎症は目立たない．

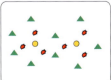

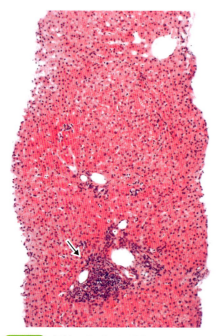 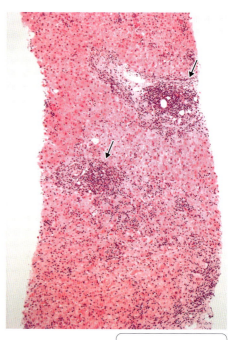

図 2-6 慢性肝炎型の組織像

門脈域に集簇するリンパ球浸潤が見られる（矢印）．右の症例では，実質内の炎症細胞浸潤も目立つが，この拡大で見ても門脈域に集簇するリンパ球浸潤が優勢であり，慢性肝炎型と評価できる．

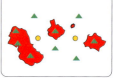

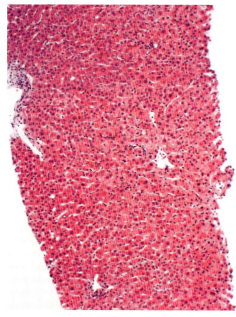 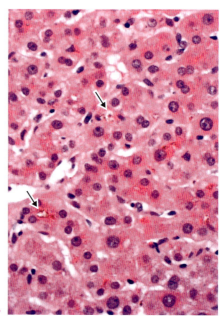

図 2-7 急性胆汁うっ滞型の組織像

弱拡大では変化が乏しいが（左），拡大率を上げると実質内に多数の胆汁栓が確認できる（矢印）（右）．

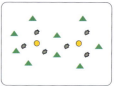

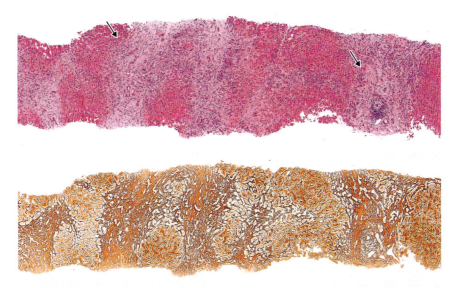

図 2-8 慢性胆汁うっ滞型の組織像

門脈域の線維性拡大が目立つ（矢印）．拡大した門脈域はやや明るいピンク色であり，この色調変化も慢性胆汁うっ滞型に特徴的である．拡大した門脈域には biliary type interface activity（p.32 本文の解説参照）が見られた．下：鍍銀染色

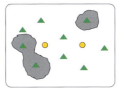

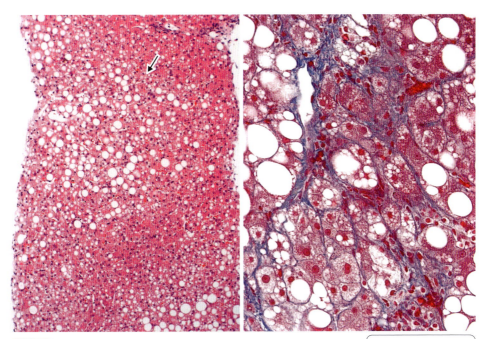

図 2-9 脂肪性肝障害型の組織像

肝実質内に大滴性の脂肪沈着が見られ（矢印）（左），アザン染色で肝細胞周囲を取り囲む青色で染色される特徴的な線維化が確認できる（右）．

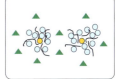

3. 急性肝炎型 vs. 慢性肝炎型

　このような診断法を若い病理医に教えていると，皆同じ箇所で間違った評価をしてしまう．一つ目は帯状壊死を伴う急性肝炎型を慢性肝炎型と誤認してしまうことである．つまり，急性肝細胞脱落による間質の虚脱（collapse）と，慢性炎症に伴う瘢痕性線維化とを正しく鑑別する必要がある（図 2-10, 11）．肝細胞が領域性に脱落すると，肝細胞索の骨格を形成していた線維網が虚脱（collapse）して，線維性隔壁のように見えるが，真の瘢痕性線維化と異なり，線維網が疎で，出血を伴い，線維間に空隙が確認できる（図 2-10）．早期の病変ではマクロファージの浸潤を伴う．

　また，小葉中心部の肝細胞脱落が高度になると虚脱（collapse）に門脈域が巻き込まれる（架橋壊死）．これは，肝障害の zone 分類で説明できる．図 2-12 に示すとおり，肝実質は zone 1～3 に分類され，高度の急性肝炎では zone 3 の肝細胞が脱落し，帯状壊死を呈する．Zone 3 は主として小葉中心部を意味するが，zone 3 の辺縁部は門脈域につながるため，高度の zone 3 necrosis が生じると，門脈域と中心静脈が近接して，あたかも架橋性線維化（bridging fibrosis）のように見えてしまうのである（図 2-13）．上述したとおり，①線維化が疎で線維の間にスリット状の空隙があること，②出血を伴うこと，③マクロファージが介在していること，で真の線維化と区別できる．

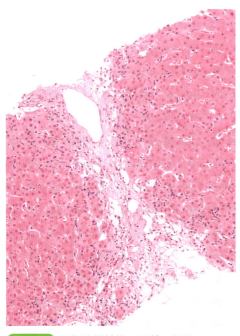

図 2-10 肝細胞脱落後の間質の虚脱（collapse）
線維の配列が疎で，空隙が介在し，出血を伴う．

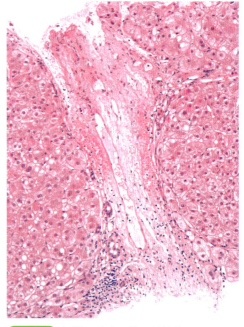

図 2-11 慢性肝疾患に伴う線維化
線維の配列が緻密で，虚脱と区別できる．

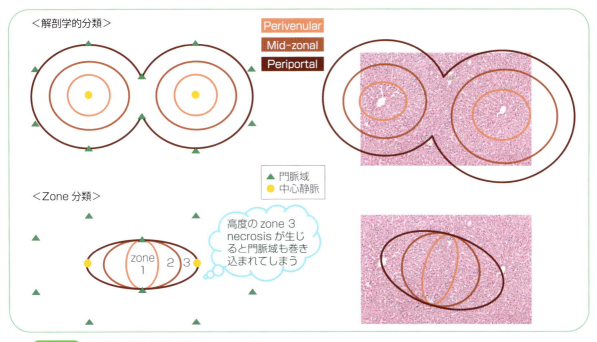

図 2-12 肝実質の解剖学的分類と zone 分類
解剖学的に肝実質を中心静脈周囲（perivenular），門脈域周囲（periportal），中間域（mid-zonal）に分類することがあるが（上段），zone 分類（下段）のほうが肝疾患の病態の理解に役立つ．Zone 分類で，zone 3 は門脈域と中心静脈を結ぶ領域を意味している．そのため急性肝障害で zone 3 の肝実質が脱落すると中心静脈と門脈が近接し，あたかも架橋性線維化のように見えることがある．

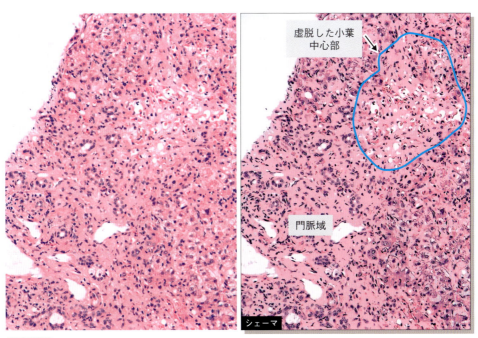

図 2-13 架橋壊死の組織像
小葉中心部の肝細胞脱落が門脈域にも及び，門脈域と虚脱した領域が連続しているが，架橋性線維化と誤認してはいけない．
（以下，右図はシェーマ）

4. 慢性肝炎型 vs. 慢性胆汁うっ滞型

　二つ目は，慢性肝炎型と慢性胆汁うっ滞型の区別である．おそらくこの区別が肝生検診断の"肝（きも）"である．この2つのパターンはともに門脈域を主体とした変化を示すが，その像が異なる．各パターンで見られる組織所見を図2-14に示すが，いくつかの所見は共通しており，それらは鑑別には用いることができない．たとえば，胆道系疾患の特徴とされる細胆管反応は，慢性肝炎でもしばしば見られる所見であり，それ自体が慢性胆汁うっ滞を示唆する所見ではない．両者の区別に重要なのは，interface activity と銅結合蛋白の沈着の有無である．

	慢性肝炎型	慢性胆汁うっ滞型
炎症細胞浸潤	軽度〜高度	軽度〜中等度
隔壁辺縁の Halo	なし	進行例で出現
細胆管反応	軽度	中等度〜高度
細胆管炎（Cholangiolitis）	なし	あり
Interface activity		
Hepatitic type	あり	軽度
Biliary type	なし	あり
銅結合蛋白の沈着	なし	あり
（オルセイン染色）	（肝硬変ではあり）	

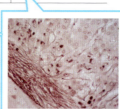

オルセイン染色は是非ルーチンに染色してください．

図2-14 慢性肝炎型と慢性胆汁うっ滞型の鑑別点

　黒字の所見は，両疾患で見られるものや，出現頻度が低いもので鑑別に有用でない．両者の鑑別に有用なのは，青字で記した interface activity（とくに biliary type の有無）と銅結合蛋白の沈着の有無である．銅結合蛋白はオルセイン染色を行うと門脈域周囲の肝細胞内に顆粒として確認できる（写真）．

5. Interface activity の評価

　門脈域が肝実質と接している部位を限界板（interface）と呼び，正常肝や非活動性肝炎であれば細い鉛筆で追えるほどシャープな線であるが（図2-15），この境界が細い鉛筆で追えないようにギザギザになると interface activity があると評価される（図2-16）．次にその activity が hepatitic type か biliary type なのかを評価する必要がある．Hepatitic type はいわゆる interface 肝炎に相当し，炎症細胞浸潤により限界板が不明瞭になった状況を意味する（図2-17, 18）．一方，biliary type では限界板に垂直に突き刺さるような細胆管反応があり，細胆管反応とその周囲の線維化により限界板が不整になった状態である（図2-19, 20）[1]．つまり，細胆管反応，その周囲の線維化，ギザギザな限界板の3層構造が確認できる．重要なことは hepatitic type の interface activity は慢性肝炎型でも慢性胆汁うっ滞型でもどちらでも見られるが，biliary type は慢性胆汁うっ滞型でしか見られない．つまり，biliary

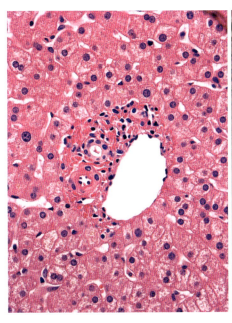
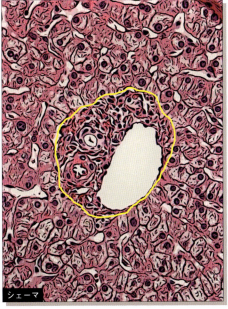

図 2-15
正常肝の限界板は境界が明瞭で，細い鉛筆できれいに境界を追うことができる（黄線）．こういった所見であれば interface activity なしと評価される．

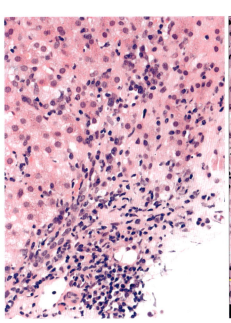
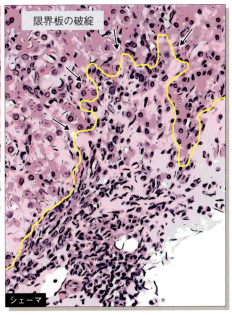

図 2-16
門脈域の左下では限界板は明瞭であるが（黄線，左端），それ以外の部位では限界板は高度にギザギザになっている（矢印）．こういった限界板の破綻所見が確認できれば interface activity ありと評価される．

type interface activity の有無が二つのパターンの区別に重要であり，たとえ部分的でも biliary type interface activity があれば慢性胆汁うっ滞型となる（図 2-21）．

　二つのパターンの重要な鑑別にこのような主観的な評価だけを頼りにして大丈夫なのかと思われるかもしれない．しかしわれわれには「強力な武器」がある．それがオルセイン染色である．肝組織でオルセイン染色に陽性となる構造は三つあり，弾性線維，肝細胞内の HBs 抗原，銅結合蛋白である．胆汁うっ滞（正確には胆汁酸うっ滞）が持続すると胆汁から排泄されるはずの銅が肝細胞に貯留し，それに伴って門脈域周囲の肝細胞に銅結合蛋白の沈着が確認できるようになる（図 2-14）．こ

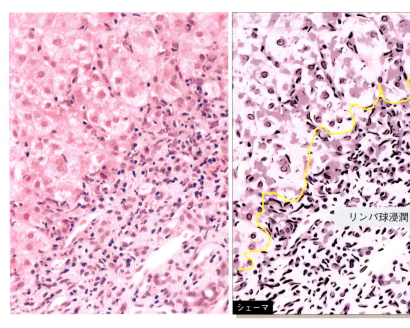

図 2-17 Hepatitic type interface activity

黄線で記したとおり，限界板はギザギザで，interface activity があると評価される．その限界板の破綻の原因は門脈域のリンパ球浸潤であり，hepatitic type interface activity に相当する．

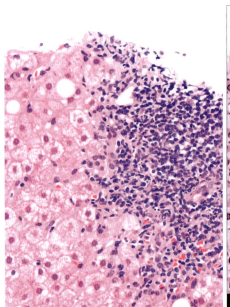
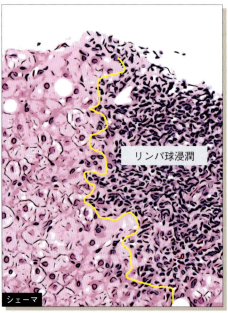

図 2-18 Hepatitic type interface activity

限界板はギザギザとなり（黄線），その原因は門脈域からのリンパ球浸潤であり，hepatitic type interface activity に相当する．

のオルセイン陽性顆粒が見られることは胆汁酸うっ滞が少なくとも数週間持続していることを示唆しており，慢性胆汁うっ滞型を示唆する所見である[1]．それ以外のパターンでも肝硬変になれば，二次的な胆汁酸うっ滞により銅結合蛋白が沈着することがあるが，肝硬変より以前に陽性となることはまれである．

　これらの点に注意すれば，おそらく肝生検を6つのパターンに分類できると思われる．はじめは難しい点もあるかもしれないが，50例ほど同じアプローチで診断すると診断能力は飛躍的に向上する．

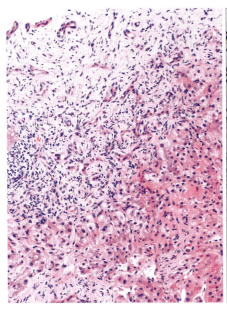
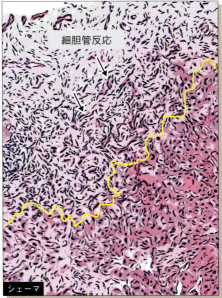

図 2-19 Biliary type interface activity

　黄線で記したとおり，限界板はギザギザで，interface activity があると評価される．その限界板の破綻の原因は細胆管反応（矢印）とその周囲の線維化であり，biliary type interface activity に相当する．

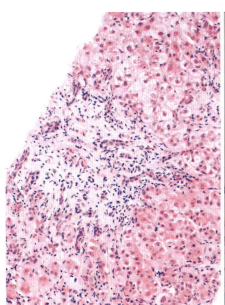
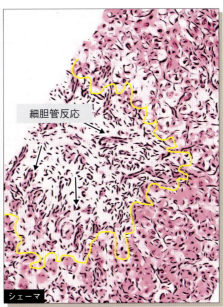

図 2-20 Biliary type interface activity

　限界板はギザギザとなり（黄線），その原因は細胆管反応（矢印）と周囲の線維化であり，biliary type interface activity に相当する．

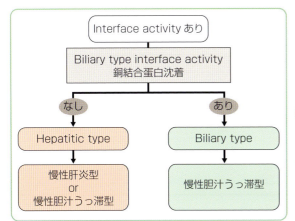

図 2-21 Interface activity の評価

　Interface activity が陽性の門脈域ではその形態に基づいて hepatitic type か biliary type かに分類する．Biliary type の interface activity が見られれば慢性胆汁うっ滞型と考えられるが，hepatitic type は慢性肝炎型と慢性胆汁うっ滞型の両方で見られるので，他の門脈域も評価する必要がある．

6. オルセイン染色

このようにオルセイン染色は肝生検診断に必須の染色法である．施設により染色方法が若干異なるが，**表 2-3** に示した方法が筆者の施設で肝生検組織を染色する際のプロトコールである．

表 2-3　オルセイン染色の手順

肝臓病理では通常のオルセイン染色と少し異なる手順で染色されることが多い．以下は筆者の施設で用いている染色手順．

1. 脱パラフィン
2. 水　洗
3. 0.25% 過マンガン酸カリウム 0.2% 硫酸液＊　1 min
4. 2% シュウ酸　1 min
5. 流水水洗　5 min
6. 蒸留水　1 min
7. オルセイン液＊＊　2〜3 hour
8. 70% エタノール　1 min
9. 脱　水
10. 透　徹
11. 封　入

＊：蒸留水 100 mL，硫酸 0.2 mL，過マンガン酸カリウム 0.25 g．あるいは 0.5% 過マンガン酸カリウムと 0.4% 硫酸を作製しておき，使用時等量混合する．

＊＊：オルセイン 0.5 g，70%エタノール 100 mL，濃塩酸 0.8 mL．染色時間は，液が新しい間は 2〜3 hour，古くなると 1.5〜2 hour，染めながらチェックする．液が新しいほど，共染が少なく染まりはきれい．この工程が染色のポイント．

文献

1) Portmann B, Zen Y：Inflammatory disease of the bile ducts-cholangiopathies：liver biopsy challenge and clinicopathological correlation. Histopathology　2012；60：236-248

第3章

症例検討

　実例を用いたケーススタディを通して，組織パターンに基づく診断法を解説する．日常診療で遭遇した症例として考えていただきたい．臨床経過を先に記してあるが，実臨床では臨床経過を見ないで組織像を評価するのが理想的である．

第3章 症例検討

症例1 43歳，女性

臨床診断：肝機能異常

臨床経過：全身倦怠感を主訴に来院し，血液検査で肝機能異常を指摘された．肝疾患の既往はない．肝障害の原因精査のため，肝生検が施行された．

検査成績：AST 245 IU/L（normal range，10～50），ALP 198 IU/L（30～130），GGT 87 IU/L（1～55），IgG 20.4 g/L（6.3～18.1），自己抗体と肝炎ウイルスマーカーすべて陰性

肝生検像

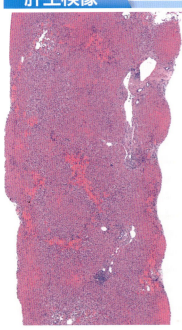
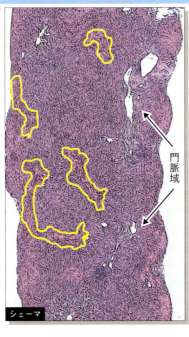

図 3-1 弱拡大像．変化に乏しい門脈域が見られ，それとは非連続性に肝実質内に出血を伴う障害領域が見られる（黄線）．（□で囲まれた右図はシェーマ，以下同）

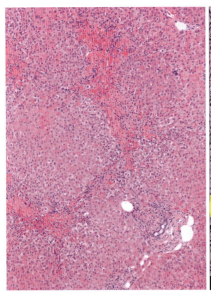
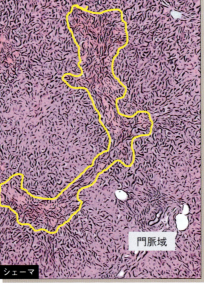

図 3-2 弱拡大像．この拡大で，変化の主体は肝実質にあり，小葉中心性に肝細胞脱落（帯状壊死）があることがわかる（黄線）．

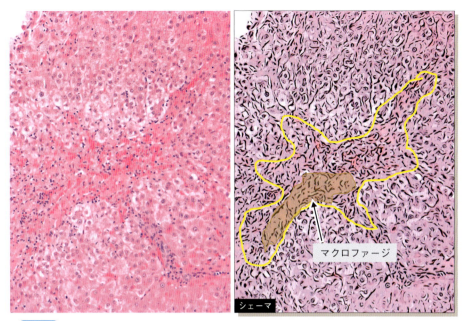

図 3-3 中拡大像．肝細胞脱落部では，間質の虚脱（collapse）があり（黄線），出血とマクロファージの集簇（茶領域）を伴っている．

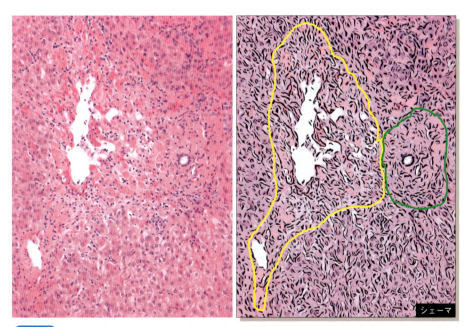

図 3-4 門脈域（緑線）と中心静脈（黄線）が近接した部位．門脈域自体には大きな変化がないことがわかる．

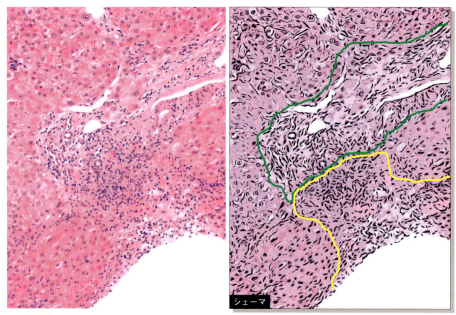

図 3-5 門脈域が線維性に拡大しているように見えるが，門脈域自体の変化は乏しく（緑線），中心静脈周囲の虚脱（collapse）した領域（黄線）が門脈域に近接したと考えられる．Zone 3 壊死に伴う変化で，このような所見を慢性の変化と誤認してはいけない．

■ 病理所見

● 組織パターン

弱拡大では変化に乏しい門脈域が均一に分布し，その間の肝実質に出血巣が散見される（図 3-1）．中拡大像では，小葉中心部の肝細胞が脱落し，帯状壊死を呈し，同部位にはマクロファージの集簇がある（図 3-2, 3）．門脈域にも軽い炎症細胞浸潤があるが，変化の主体は肝実質である．部分的に門脈域が拡大しているように見える箇所がある（図 3-4, 5）．全体的に炎症細胞浸潤は軽く，肝細胞脱落部や門脈域に軽いリンパ球浸潤を見る程度である．

本例の病理所見が急性肝炎型，慢性肝炎型，急性胆汁うっ滞型，慢性胆汁うっ滞型，脂肪性肝障害型，その他のうちどの組織パターンに該当するかを考える必要がある．本例は，小葉中心部の肝細胞脱落（帯状壊死）がおもな変化で，門脈域の変化はより軽度であり，急性肝炎型の組織パターンと解釈できる．

● 鑑別のポイント

第 2 章で解説したとおり，急性肝炎型の組織パターンを示す代表的な疾患は，自己免疫性肝炎（AIH），薬剤性肝障害，ウイルス性肝炎であり，これらの疾患を念頭に細かな組織所見を評価する．これらの疾患の鑑別点を表 3-1 に示す．ウイルス性肝炎や AIH ではリンパ球を主体とした炎症細胞浸潤が目立つことが一般的であり，本例のように炎症細胞浸潤が目立たない急性肝炎型の肝障害は薬剤性肝障害がもっとも考えられる．

表3-1 急性肝炎型の組織像を示す疾患の鑑別点

	自己免疫性肝炎	ウイルス性肝炎	薬剤性肝障害
炎症細胞浸潤	高度	中等度	軽度～高度
好酸球浸潤	なし～中等度	なし～軽度	軽度～高度
形質細胞浸潤	中等度～高度	なし～中等度	軽度～高度
類上皮肉芽腫	なし	なし	しばしば出現
肝細胞ロゼット	しばしば出現	なし	なし
胆汁うっ滞	しばしば出現	しばしば出現	顕著なことあり
胆管障害	なし～軽度	なし～軽度	なし～軽度

診断

- Acute hepatocellular injury with perivenular zonal necrosis, most likely drug-induced liver injury　帯状壊死を伴う急性肝炎，薬剤性肝障害疑い

解説

　本例を正しく急性肝炎型と認識できただろうか？本例のように帯状壊死を呈し，一部で門脈域にまで壊死が波及して架橋壊死を呈する症例を慢性肝炎型と誤認しないことが重要である（第2章参照）．肝細胞脱落に伴う虚脱（collapse）では線維の配列が疎で，スリット状の空隙，出血，マクロファージの浸潤を伴うことで真の線維化と区別できる．参考症例を図3-6, 7に示す．

　急性肝細胞障害を示す代表的な3疾患のうち，ウイルス性肝炎の除外は多くの場合血清学的に行われ，日常診療ではAIHと薬剤性肝障害の鑑別が問題となることが多い．この病理学的な鑑別に関して，最近の報告によると組織学的にAIHが疑われた症例の17％が最終的に薬剤性肝障害と診断され，一方，病理学的に薬剤性肝障害が疑われた症例で，最終的にAIHだった症例はなかったと報

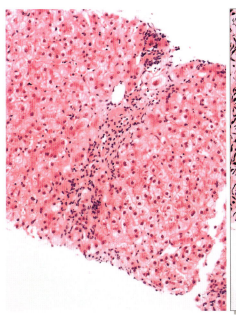
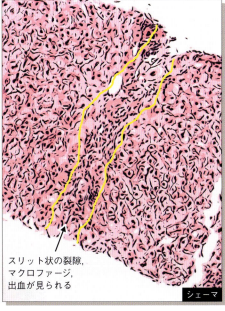

図3-6　参考症例．実質を分断する隔壁様構造（黄線）が見られるが，慢性肝疾患で見られる瘢痕性の線維性隔壁と異なり，スリット状の裂隙があり，マクロファージや出血を伴う．このような変化は急性肝細胞脱落に伴う虚脱（collapse）と解釈できる．

第3章　症例検討

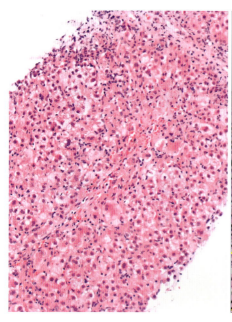
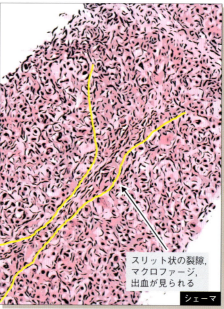

図3-7　参考症例．小葉中心部の壊死による間質の虚脱（collapse）で隔壁様の構造が形成される（黄線）．この領域でもスリット状の裂隙，マクロファージ，出血が見られ，急性の変化と考えられる．

告されている[1]．つまり，AIHと類似した組織像を示す薬剤性肝障害は起こりうるが，本例のように病理学的に薬剤性肝障害が疑われる症例がAIHである可能性は低いということになる．では，どのような所見がAIHと薬剤性肝障害の鑑別に有用なのだろうか．先の報告では，肝細胞内や毛細胆管内の胆汁うっ滞が目立つ症例は薬剤性肝障害である可能性が高いとされている．また，好酸球浸潤は薬剤性肝障害で高頻度に見られる所見であるが，急性発症のAIHでもしばしば見られるため，両疾患の鑑別には有用でないとされている[1]．

文献

1) Suzuki A, Brunt EM, Kleiner DE, et al：The use of liver biopsy evaluation in discrimination of idiopathic autoimmune hepatitis versus drug-induced liver injury. Hepatology　2011；54：931-939

ポイント

- 急性肝炎で帯状壊死を伴う場合，門脈域も間質虚脱巣に巻き込まれることがあるが，慢性肝炎と誤認しない．
- 帯状壊死が見られても，炎症に乏しい急性肝炎はAIHよりも薬剤性肝障害が考えやすい．

症例2 55歳，女性

臨床診断：肝機能異常

臨床経過：生来健康で，基礎疾患はなく，検診で腹部エコーを行った際，肝の変形と脾腫を指摘された．血液検査でGGTのみ異常値であり，肝疾患の精査目的に生検が施行された．

検査成績：AST 25 IU/L（10～50），ALP 112 IU/L（30～130），GGT 105 IU/L（1～55），IgG 16.4 g/L（6.3～18.1），自己抗体と肝炎ウイルスマーカーすべて陰性

肝生検像

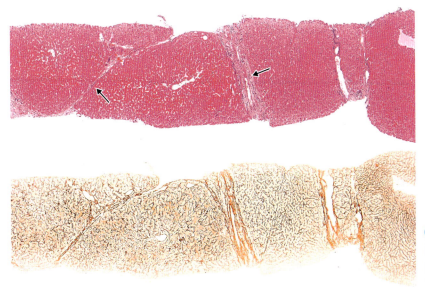

図 3-8 肝実質を分断する細い線維性隔壁が見られ（矢印），実質は結節状となる．
下：鍍銀染色

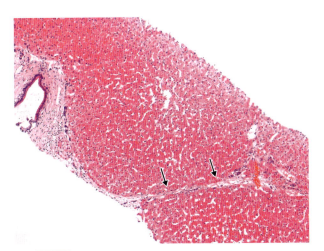

図 3-9 線維性隔壁は非常に細く，炎症はほとんどない（矢印）．

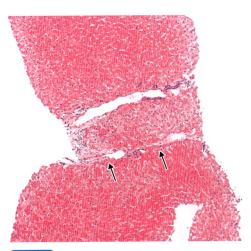

図 3-10 一部では結節状となるが，その部位でも隔壁は細く炎症所見に乏しい（矢印）．

第3章　症例検討

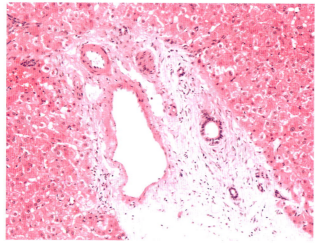

図 3-11　門脈域の炎症や胆管障害も見られない．

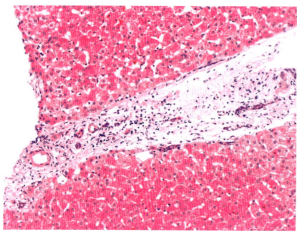

図 3-12　一部の隔壁は浮腫状となり，軽いリンパ球浸潤を伴う．

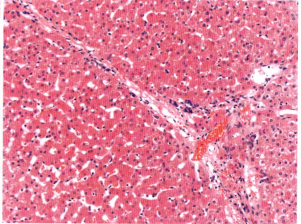

図 3-13　大部分の隔壁は炎症を欠く．

■ 病理所見

● 組織パターン

　弱拡大では肝小葉構造は乱れており，実質を分断する架橋性線維化が散見される（図 3-8）．門脈域の拡大があることからは，慢性肝炎型もしくは慢性胆汁うっ滞型が鑑別になるが，門脈域や隔壁にはほとんど炎症は見られず，これら2つのパターンに合致しない．すなわち，いずれの組織パターンにも合致せずその他のパターンに該当することになる．

● 鑑別のポイント

　拡大を上げて観察すると，細い線維性隔壁の形成以外には組織変化が乏しいことがわかる（図 3-9, 10）．門脈域の炎症はほとんどなく，胆管にも異常は見られない（図 3-11）．隔壁には部分的に軽いリンパ球浸潤があるが（図 3-12），ほとんどの部位では炎症を欠き，実質の肝細胞障害も見られない（図 3-13）．

診断

- Post-hepatitic type fibrosis　肝炎後肝線維症

解説

　急性肝炎の炎症が消退すると，軽症例ではほぼ正常の組織構築に戻るが，重症例では細い線維性隔壁（slender fibrous septa）が長期間残存する．急性肝炎の既往が明確でなく，退縮期に生検されたとき，このタイプの線維化を認識することが診断に重要である．たとえば，軽度の肝機能異常や肝の変形を偶然指摘された患者の生検で，炎症所見に乏しい実質を分断する細い線維性隔壁が見られた場合，post-hepatitic type fibrosis と診断し，以前の肝炎の消退後の変化で，肝障害は持続していないことを認識する必要がある．隔壁が細い理由は，線維の一部が吸収されたこと，また周囲の肝実質が再生するため，隔壁が圧排され細くなったと思われる．このような症例は日常臨床でも時に経験し，胆道系酵素の上昇や肝の変形，軽い脾腫のために肝生検される症例が多い．症例1のように帯状壊死や虚脱（collapse）が目立つ症例も長期的にはこのような細い線維性隔壁が持続する可能性がある．

　図 3-14 に参考症例を示す．9歳の男児で急性肝炎のエピソードがあり，前医で自己免疫性肝炎（AIH）としてステロイド治療を受けていた．当施設に紹介された時点ではプレドニゾロン 2.5 mg/day で良好にコントロールされ，血液データは正常だった．肝炎の状態を把握するために行われた肝生検では，実質を分断する細い線維化が散見され，結節形成傾向も見られる（図 3-14a, b）．症例2と同様に炎症所見に乏しく，門脈域や隔壁に炎症細胞浸潤は見られない（図 3-14c）．本例の診断も post-hepatitic type fibrosis となる．本例は AIH だったのか否かが議論となったが，その後ステロイドを中止しても再燃なく経過しており，初回の急性肝炎のエピソードは AIH ではなく，原因不明の急性肝炎で，生検では肝炎消退後の線維化を見ていたのだろうと考えられた症例である．

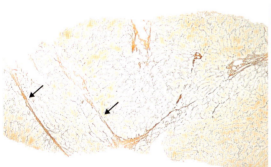
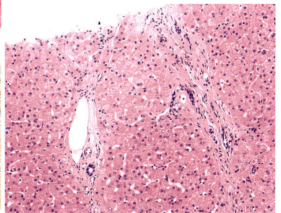

図 3-14 参考症例
a：実質を分断する細い線維性隔壁を見る（矢印）．
b：HE 染色よりも鍍銀染色で，線維性隔壁が明瞭となる（矢印）．
c：門脈域には軽い細胆管反応を見るが，炎症はほとんどない．

✎ポイント

- 炎症を伴わない細い線維性隔壁が見られたときは，post-hepatitic type fibrosis の可能性を考慮する．

症例 3　46 歳，女性

臨床診断：高度肝機能障害

臨床経過：倦怠感と黄疸を主訴に来院し，血液検査で高度の肝機能異常を指摘された．これまで肝障害を指摘されたことはない．最近の服薬歴なし．

検査成績：AST 1,434 IU/L（10～50），ALP 197 IU/L（30～130），GGT 75 IU/L（1～55），Total Bilirubin 477 μmol/L（3～20），IgG 34.83 g/L（6.3～18.1），抗核抗体 40 倍，肝炎ウイルスマーカーすべて陰性

肝生検像

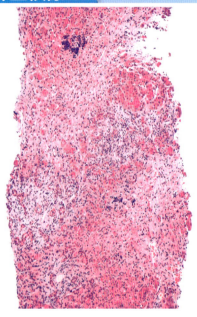
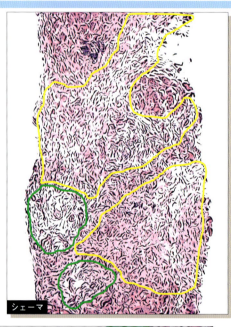

図 3-15 弱拡大像．門脈域は軽度拡大しているが（緑線），変化の主体は小葉内にあり，肝実質が領域性に脱落している（黄線）．

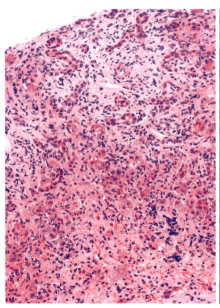
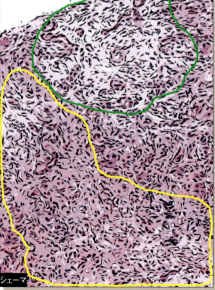

図 3-16 中拡大像．この拡大で，変化の主体は肝実質にあり，小葉中心部と mid-zonal な実質脱落があり（黄線），間質が虚脱（collapse）している．門脈域の炎症は目立たない（緑線）．

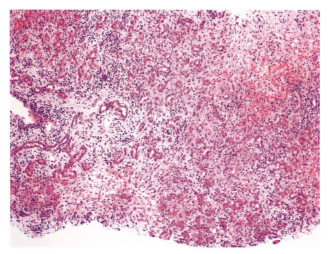

図 3-17 中拡大像．この写真の大部分の肝実質は脱落し，細胆管や虚脱（collapse）した間質で置換されている．ほぼ小葉全体の肝壊死の所見である．

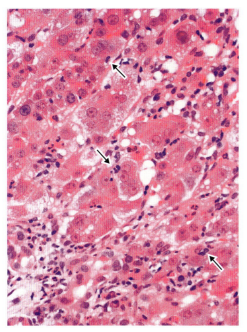

図 3-18 肝細胞には多核化や巨細胞化が見られ，また数カ所で肝細胞内にリンパ球が取り込まれており（矢印），エンペリポレーシスの所見である．

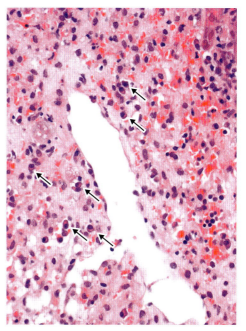

図 3-19 中心静脈周囲の肝細胞は脱落し，その部位に形質細胞（矢印）を含む炎症細胞浸潤が見られる．中心静脈周囲炎（central perivenulitis）の所見である．

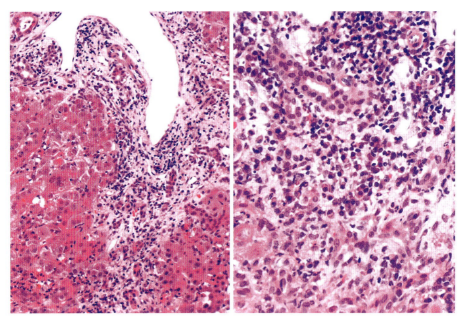

図 3-20 門脈域は軽度拡大し，炎症細胞浸潤を伴う（左）．また，多数の形質細胞浸潤を伴う（右）．

■ 病理所見

● 組織パターン

弱拡大で，肝小葉構造は高度に乱れ，広範な肝細胞脱落を示す急性肝炎型の組織パターンと認識できる（図 3-15）．小葉中心性の区域・帯状壊死に加えて，一部で多小葉性の肝細胞脱落を見る（図 3-16, 17）．壊死部では間質は虚脱（collapse）し，細胆管反応を伴う．残存する肝細胞は強い再生・変性像を示し，肝細胞腫大，多核化，エンペリポレーシスも見られる（図 3-18）．好酸体や胆汁栓も多数見られる．実質には強い炎症細胞浸潤があり，リンパ球と好中球以外に多数の形質細胞浸潤を見る（図 3-19）．中心静脈周囲にも形質細胞を含む細胞浸潤がある．門脈域にも同様の炎症細胞浸潤があるが，明らかに実質炎が主体である（図 3-20）．

● 鑑別のポイント

症例1と同様に，急性肝炎型の組織パターンを示す代表的な疾患は，自己免疫性肝炎（AIH），薬剤性肝障害，ウイルス性肝炎であり，これらの疾患を念頭に細かな組織所見を評価する．本例の特徴は，肝細胞脱落に加えて非常に強い炎症細胞浸潤が見られることである．このような変化は，上述の3疾患のいずれでも発生しうる．本例ではウイルス感染は臨床的に除外されており，AIH と薬剤性肝障害がおもな鑑別疾患となる．小葉中心部の帯状壊死が顕著であること，中心静脈周囲の肝細胞脱落部にも形質細胞が見られることからは AIH がより考えられる．

急性肝炎型の組織像を示し，瘢痕性の線維化など慢性の変化は標本中には明確でなく，急性発症もしくは急性増悪の AIH と診断される．

> **診断**
>
> ● Autoimmune hepatitis, acute onset or flare up　自己免疫性肝炎，急性発症もしくは急性増悪

解説

　約20〜30％のAIH患者（とくに小児で多い）は，急性肝炎様の発症を呈し，急性発症AIHと呼ばれる．臨床的に高度の肝機能異常で発症し，重症例では肝不全へと進行する．臨床的に急性発症であっても，多くの症例は慢性活動性肝炎の所見が確認でき，subclinicalな慢性肝炎が以前から存在し，その急性増悪と理解できる．一方，急性発症AIHの約20％の症例では，本例のように純粋な急性肝炎型の組織パターンを示す．以前の報告では純粋な急性肝炎型の組織像を示すAIHは急性発症AIHの4％とされていたが[1]，実際は20％程度ある．昔の報告で過小に評価されていたのは，重症の症例では全身状態が悪いため生検されていなかったことが原因と推察される．組織学的に慢性の変化が確認できない症例では，真の急性肝炎なのか，慢性肝炎の像が単にマスクされているだけなのか判断できない．そのため，このような症例では急性発症か急性増悪が示唆されるとコメントすることになる．

　急性発症・増悪のAIHは薬剤性肝障害と常に鑑別が問題となる．少なくとも一部に慢性肝炎型の組織パターンが存在すること，門脈域と小葉内の形質細胞浸潤，形質細胞を伴う中心静脈周囲炎，肝細胞ロゼット，エンペリポレーシスはAIHを示唆する所見である．一方，肉芽腫形成，脂肪沈着，顕著な胆汁うっ滞は薬剤性肝障害でより高頻度に見られる[2]．また，AIHでは通常高度の炎症細胞浸潤を伴うので，全体的な炎症細胞浸潤の程度が軽い症例ではAIHよりも薬剤性肝障害が疑われる．薬剤性肝障害や急性のウイルス感染が契機となり，AIHを発症する症例もまれに存在する[3]．そのような症例では，服薬やウイルス感染を契機に肝障害が発生するが，その後肝炎が遷延し，抗核抗体やIgGの上昇を伴い，組織学的にもAIHに合致する慢性活動性肝炎の組織像に移行する．

文献

1) Burgart LJ, Batts KP, Ludwig J, et al：Recent-onset autoimmune hepatitis. Biopsy findings and clinical correlations. Am J Surg Pathol 1995；19：699-708
2) Suzuki A, Brunt EM, Kleiner DE, et al：The use of liver biopsy evaluation in discrimination of idiopathic autoimmune hepatitis versus drug-induced liver injury. Hepatology 2011；54：931-939
3) Björnsson E, Talwalkar J, Treeprasertsuk S, et al：Drug-induced autoimmune hepatitis：clinical characteristics and prognosis. Hepatology 2010；51：2040-2048

ポイント

- AIHは慢性活動性肝炎を呈することが多いが，急性発症・急性増悪の症例では，広範な肝細胞脱落を呈する急性肝炎型の組織パターンを示すことがある．
- そのような症例では，薬剤性肝障害との鑑別が問題となるが，全体的な炎症細胞浸潤の程度，中心静脈周囲の形質細胞浸潤や帯状壊死の有無が診断の助けとなる．

症例 4　44歳，女性

臨床診断：肝機能異常

臨床経過：疲労感と関節炎を主訴に来院．これまでに何度か肝機能異常を指摘されていたが，精査されたことはない．以前に4年間のアルコール多飲歴がある．複数の薬剤を服薬中であるが，薬剤アレルギーを指摘されたことはない．

検査成績：AST 264 IU/L（10～50），ALP 74 IU/L（30～130），GGT 126 IU/L（1～55），Total Bilirubin 5 μmol/L（3～20），IgG 27.1 g/L（6.3～18.1），抗核抗体80倍，肝炎ウイルスマーカーすべて陰性

肝生検像

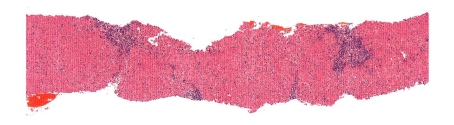

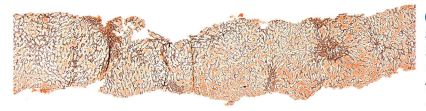

図 3-21 弱拡大では門脈域中心の炎症細胞浸潤と門脈域の線維性拡大が見られ，慢性肝炎型もしくは慢性胆汁うっ滞型が示唆される．
下：鍍銀染色

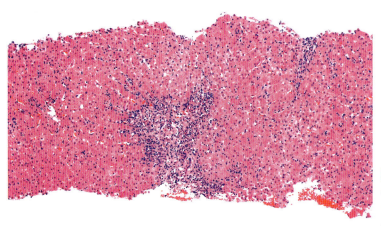

図 3-22 各門脈域には炎症細胞浸潤があり，周囲実質に漏れ出しているが，biliary type interface activity は見られない．

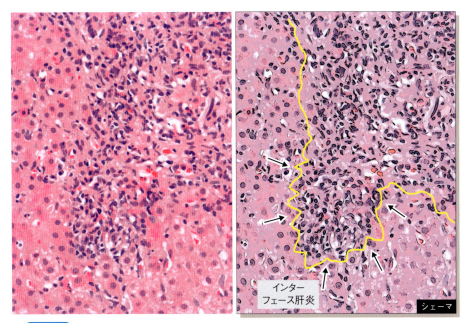

図 3-23 限界板（黄線）が一部で不整となり，インターフェース肝炎を呈す（矢印）．

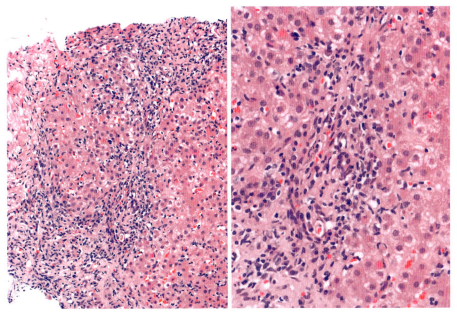

図 3-24 門脈域には細胆管反応も見られるが，interface activity は hepatitic type である．

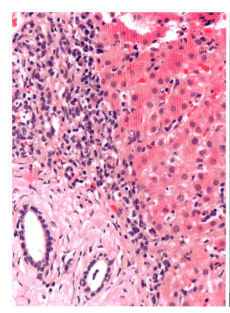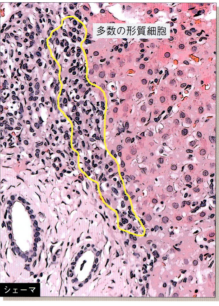

図 3-25 多数の形質細胞浸潤を伴う．

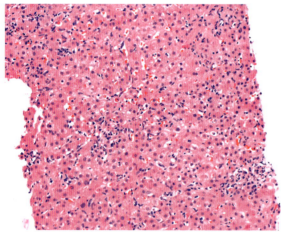

図 3-26 実質には，巣状壊死が散見される．

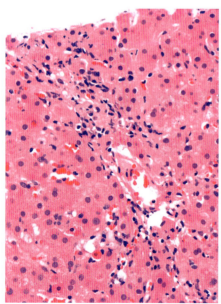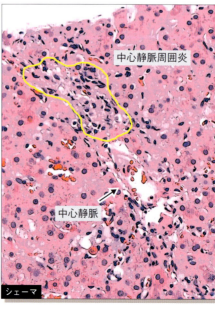

図 3-27 中心静脈周囲の一部で肝細胞が脱落し，形質細胞を混じた炎症細胞浸潤やマクロファージの集簇を伴う（黄線）．中心静脈周囲炎の所見である．

病理所見

● 組織パターン

弱拡大で門脈域を中心とした炎症細胞浸潤が確認される（**図 3-21**）．小葉構造は中等度に乱れ，門脈域の線維性拡大と早期の架橋形成を伴う．門脈域周囲にリンパ球の浸潤があるが，biliary type interface activity はなく，慢性肝炎型の組織パターンと認識できる（**図 3-22**）．

● 鑑別のポイント

限界板（interface）は高度に障害され，主として肝炎型の interface activity（インターフェース肝炎）を示す（**図 3-23**）．細胆管反応は一部に見られるが，慢性胆汁うっ滞型の所見は見られない（**図 3-24**）．リンパ球に加え，多数の形質細胞浸潤を伴う（**図 3-25**）．実質には，多くの巣状壊死と好酸体が見られ，ごく一部で中心静脈周囲の区域壊死が見られる（**図 3-26, 27**）．これらの組織所見と，臨床的に抗核抗体陽性であることから，自己免疫性肝炎（AIH）がもっとも考えられる．

診断

● Autoimmune hepatitis　自己免疫性肝炎

解説

AIH は肝生検の全体像から慢性活動性肝炎と急性肝炎様変化を呈する症例に分類でき，本例は前者に，症例 3 は後者に相当する[1]．臨床的に経験する症例では，前者が多い．本例では胆管障害は見られなかったが，AIH で胆管障害が見られることがあるが，それだけでは原発性胆汁性胆管炎（PBC）/AIH オーバーラップを示唆する所見にならない．肉芽腫性胆管炎，胆管消失，銅結合蛋白の沈着（注：進行期では AIH でも沈着することがある），抗ミトコンドリア抗体陽性である場合は，PBC のオーバーラップを疑う．

血清学的に抗核抗体，抗平滑筋抗体，抗 LKM（liver/kidney microsome）抗体などの自己抗体が出現し，自己抗体のタイプにより，1 型（抗核抗体，抗平滑筋抗体陽性），2 型（抗 LKM 抗体陽性），3 型（抗 SLA/LP［soluble liver antigen/liver pancreas］抗体陽性）に分類される．タイプ分類は臨床的に評価され，組織学的な違いはない．診断には，スコアリングが用いられ，最近提唱された単純化したスコアリングシステムでは，組織像は以下の 3 つに分類される[2]．

- AIH に典型的な組織像（スコア 2）：以下 3 つの所見を認める．インターフェース肝炎；エンペリポレーシス（肝細胞内にリンパ球が取り込まれる）；肝細胞のロゼット形成
- AIH に矛盾しない組織像（スコア 1）：リンパ球浸潤を伴う慢性肝炎型の組織パターンだが，上記 3 項目のうちどれかが欠ける．
- AIH に非典型的（スコア 0）：他の疾患が示唆される．

文献

1) Washington MK, Manns MP：Autoimmune hepatitis. In：Burt AD, Ferrell LD, Hübscher SG, eds：MacSween's Pathology of the Liver. 491-514, Elsevier, Edinburgh, 2018
2) Hennes EM, Zeniya M, Czaja AJ, et al：Simplified criteria for the diagnosis of autoimmune hepatitis. Hepatology　2008；48：169-176

ポイント

- 活動性の高い慢性肝炎型の組織パターンを示す症例では，AIH を常に考える．
- 組織像のみで確定診断することは避け，診断名には consistent with AIH，suggestive of AIH などと記載する．

症例 5 67歳, 男性

臨床診断: C 型慢性肝炎

臨床経過: 糖尿病にて加療中に肝機能異常を指摘され, C 型肝炎と診断された. 治療開始前精査のため, 肝生検が施行された.

検査成績: AST 132 IU/L (10〜50), ALT 246 IU/L (5〜55), ALP 67 IU/L (30〜130), GGT 113 IU/L (1〜55), IgG 22.30 g/L (6.3〜18.1), HCV Ab 陽性, HCV genotype 3, HBs Ag 陰性, 抗核抗体 80 倍

肝生検像

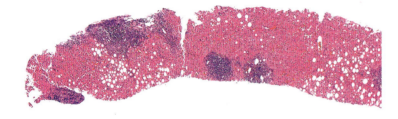

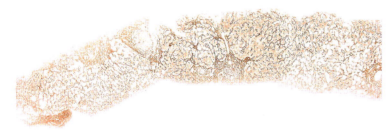

図 3-28 弱拡大像. 門脈域にはリンパ球の密な集簇性の浸潤が見られ, 慢性肝炎型の組織パターンと考えられる(上). 鍍銀染色では, 門脈域は線維性に拡大し, また一部で隔壁状の架橋形成が見られる(下).

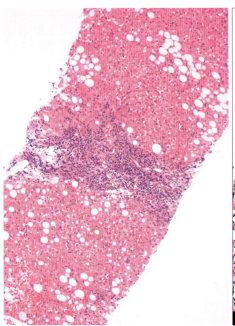

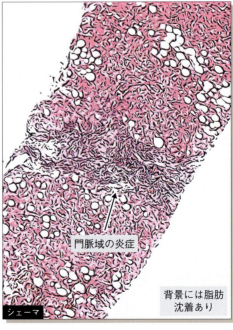

図 3-29 中拡大像. 門脈域には密なリンパ球浸潤が見られる. 背景肝実質には脂肪沈着が目立つ.

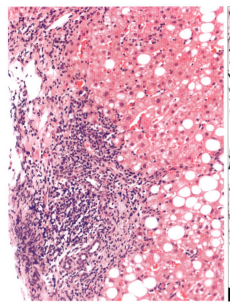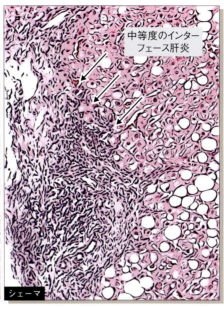

図 3-30 中拡大像. 門脈域に浸潤するリンパ球は周囲肝実質に一部で漏れ出し, インターフェース肝炎を呈する.

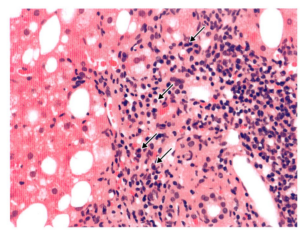

図 3-31 強拡大像. 門脈域に浸潤する炎症細胞には形質細胞が散見される (矢印).

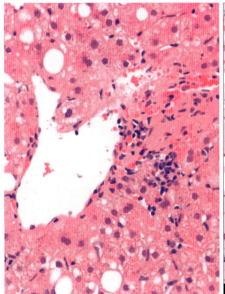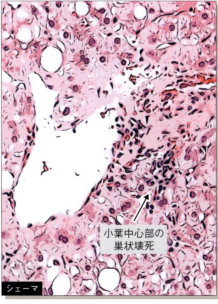

図 3-32 強拡大像. 実質内には巣状壊死が見られる. 中心静脈に接しているが, 帯状壊死は見られない.

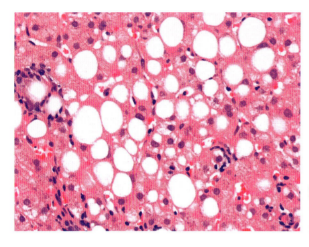

図 3-33 強拡大像．約 40% の肝細胞には大滴性の脂肪沈着が見られる．肝細胞腫大などの脂肪性肝炎の所見はない．

■ 病理所見

● 組織パターン

弱拡大で組織パターンを確認すると，門脈域には結節状のリンパ球集簇が認められ，慢性肝炎型と慢性胆汁うっ滞型が鑑別になる像である．慢性胆汁うっ滞を示唆するような biliary type interface activity や銅結合蛋白の沈着はみられず，慢性肝炎型の組織パターンと認識できる（図 3-28）．

● 鑑別のポイント

鍍銀染色で線維化の程度を観察すると，小葉構造は全体的に軽度に乱れ，門脈域は線維性に拡大し一部で隔壁状の架橋形成を伴う（図 3-28）．門脈域内には密な炎症細胞浸潤が見られ（図 3-29），門脈域と肝実質の境界が不鮮明になり，interface activity があると解釈できる．リンパ球浸潤による interface の破綻であり，hepatitic type の interface activity（インターフェース肝炎）である（図 3-30）．浸潤細胞はリンパ球が主体で，形質細胞も散見される（図 3-31）．胆管障害像は明確でなく，細胆管反応も目立たない．実質内には，巣状壊死と好酸体が中等度に散見される（図 3-32）．大滴性を主体とした脂肪沈着が約 40% の肝細胞に見られる（図 3-33）．脂肪性肝炎の合併を示唆するような，肝細胞の風船様腫大（hepatocyte ballooning），好中球浸潤，マロリ体は見られない．

診断

- Chronic hepatitis C, F2 A2, with steatosis（〜40%）and focal plasmacytosis　C 型慢性肝炎（F2 A2），脂肪沈着（〜40%）と形質細胞浸潤あり

解説

本例は臨床的に HCV 陽性であり，C 型慢性肝炎と結論づけることができる．ただし，通常の C 型慢性肝炎よりも活動性が高く，とくに形質細胞浸潤と中等度の脂肪沈着が非典型的である．抗核抗体陽性と IgG の上昇のある患者に見られた形質細胞浸潤を伴う活動性肝炎であり，自己免疫性肝炎（AIH）の合併の有無が問題となる．本例では，AIH の合併を否定する目的で抗ウイルス薬開始前に，ステロイドトライアルを行ったが，肝機能異常はまったく改善しなかった．また，ステロイド治療後の肝生検でも形質細胞の浸潤は持続しており（図 3-34），形質細胞浸潤はウイルス性肝炎に伴うものと最終的に判断した．

本例のようにウイルス性肝炎で形質細胞浸潤が

やや目立ち，臨床的にも抗核抗体陽性や IgG 上昇などを示す症例はしばしば経験する[1]．筆者の所属施設では，AIH の合併を否定できない症例に対しては，短期のステロイドトライアルを先に行い，AIH の合併の有無を明確にした後にウイルス性肝炎の治療を行っている．ただし，そういった症例のほとんどはステロイドに反応せず，AIH の合併はない．すなわち，慢性ウイルス性肝炎と AIH の合併は起こりうるが，実際は非常にまれと思われる．

本例では 40% 程度の肝細胞に大滴性の脂肪沈着が見られた．ウイルス性肝炎に合併する脂肪沈着の解釈には，宿主側とウイルス側の両方の要因を考慮する必要がある．宿主因子としては，脂肪性肝障害のリスクファクターであるアルコール多飲歴，肥満，糖尿病，高脂血症などを考慮する必要がある．一方，ウイルス側では日本ではまれであるが，HCV genotype 3 はウイルス感染自体が強い脂肪沈着を誘発することは知っておく必要がある．どの genotype でも C 型慢性肝炎では軽い脂肪沈着はよく見られるが，genotype 3 では中等度以上の脂肪沈着が見られ，時にびまん性の脂肪沈着も経験する．本例も宿主側に脂肪肝のリスクファクターはなく，genotype 3 の感染による脂肪沈着と考えられた．

ウイルス性肝炎に合併する脂肪沈着は，単純性脂肪肝に相当するものがほとんどであるが，時に脂肪性肝炎を合併することがある．そういった症

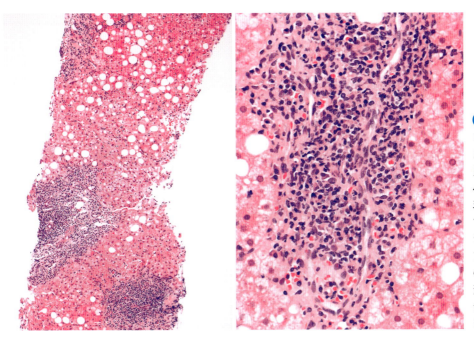

図 3-34 ステロイドトライアル後の肝生検所見．門脈域を中心に密なリンパ球浸潤が持続している（左）．ステロイドトライアル後も門脈域の炎症細胞には形質細胞が多数含まれている（右）．

表 3-2 慢性肝炎の組織評価に用いられる Ishak 分類と新犬山分類の線維化スコアの比較

	Ishak Score	新犬山分類
No fibrosis	0	F0
Periportal fibrosis of some portal tracts	1	F1
Periportal fibrosis of most portal tracts	2	
Occasional bridging fibrosis	3	F2
Marked bridging fibrosis	4	
Incomplete cirrhosis	5	F3
Cirrhosis	6	F4

例では，肝細胞の風船様腫大（hepatocyte ballooning）を確認することで診断できる．ただし，ウイルス性肝炎から肝硬変になれば隔壁周囲の肝細胞が腫大することがあるので，風船様腫大の有無は小葉中心部の肝細胞腫大に限って評価する必要がある．

- 線維化の評価

線維化に関しては，日本では新犬山分類が用いられ，欧米ではIshak ScoreやBatts and Ludwig Scoreが用いられるが，いずれの分類でも，活動性は門脈域と実質の炎症の程度で評価し，進行度は線維化の程度で評価しており，大差はない（**表 3-2**）[2]．大結節性肝硬変（とくにB型）では，大型結節から生検された場合は，進行度が過小評価されることがある．臨床像と組織像との解離が大きい場合は，その可能性も考慮する必要がある．

文献

1) Theise ND, Bodenheimer HC Jr, Guido M：Viral hepatitis. In：Burt AD, Ferrell LD, Hübscher SG, eds：MacSween's Pathology of the Liver. 372-415, Elsevier, Edinburgh, 2018
2) Ishak K, Baptista A, Bianchi L, et al：Histological grading and staging of chronic hepatitis. J Hepatol 1995；22：696-699

ポイント

- ウイルス性肝炎では活動性と進行度の評価だけでなく，ウイルス性肝炎として非典型的な所見（形質細胞浸潤や中等度以上の脂肪沈着など）がないか確認する．

症例6 30歳，女性

臨床診断：肝機能異常

臨床経過：瘙痒感を主訴に来院し，血液検査で肝機能異常を指摘された．肥満があり，また抗うつ薬を服薬している．

検査成績：AST 47 IU/L（10〜50），ALP 194 IU/L（30〜130），GGT 112 IU/L（1〜55），IgG 12.72 g/L（6.3〜18.1），IgM 6.41 g/L（0.5〜2.2），抗核抗体陰性，抗ミトコンドリア抗体 1,280倍，肝炎ウイルスマーカーすべて陰性

肝生検像

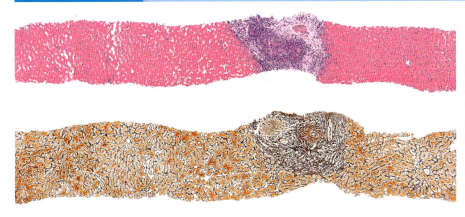

図3-35 弱拡大像．門脈域にはリンパ球の密な集簇性の浸潤が見られ，慢性肝炎型と慢性胆汁うっ滞型の組織パターンが鑑別となる（上）．鍍銀染色では，門脈域は拡大しているが，全体的に線維化は軽度にとどまる（下）．

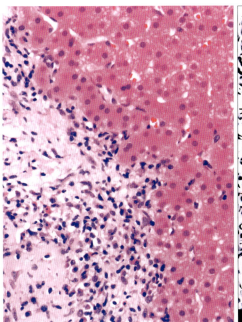
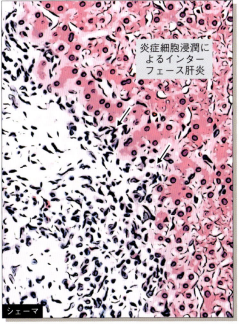

図3-36 中拡大像．門脈域には hepatitic type interface activity（インターフェース肝炎）が見られるが，biliary type interface activity は見られない．

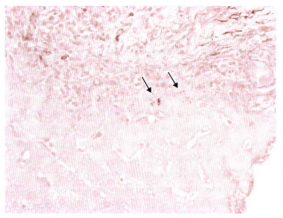

図 3-37 中拡大像．オルセイン染色で門脈域周囲の肝細胞に銅結合蛋白の沈着が見られ（矢印），慢性胆汁うっ滞性疾患が示唆される．

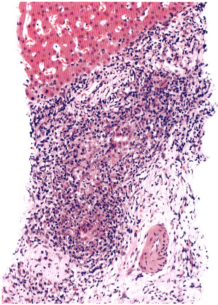 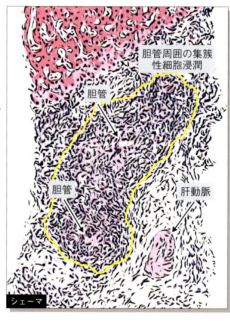

図 3-38 中拡大像．門脈域に浸潤する炎症細胞は胆管周囲に集簇する傾向がある．

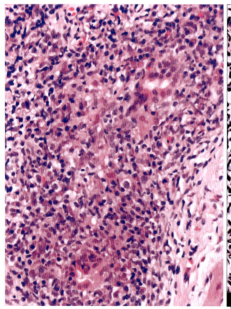 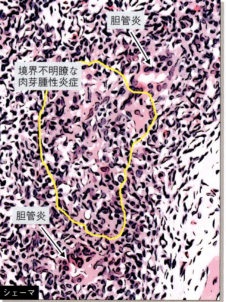

図 3-39 強拡大像．上皮内のリンパ球浸潤と胆管上皮の配列は不整があり，胆管炎の所見である．障害胆管周囲には類上皮細胞が確認され，この程度の変化でも肉芽腫性変化と評価される．

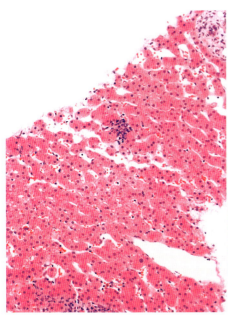
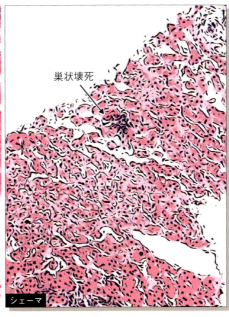

図 3-40 中拡大像．実質炎は軽度で，少数の巣状壊死を見るのみである．

■ 病理所見

● 組織パターン

　弱拡大で組織パターンを確認すると，門脈域に充満するような密な炎症細胞浸潤が見られ，それにより門脈域が拡大しており，慢性肝炎型と慢性胆汁うっ滞型が鑑別になる（図3-35）．限界板を見ると，一部でhepatitic type interface activity（インターフェース肝炎）が見られるが，細胆管反応はほとんどなくbiliary type interface activityは見られない（図3-36）．すなわち，HE染色の所見では慢性胆汁うっ滞型を示唆する所見はないが，図3-37に示すとおり，オルセイン染色で銅結合蛋白の沈着が確認でき，この所見から慢性胆汁うっ滞型と判断される．早期であるためにHE染色で確認できる胆汁うっ滞性変化が見られないが，オルセイン染色の結果から慢性胆汁うっ滞性疾患と判断できる症例である．

● 鑑別のポイント

　次に，慢性胆汁うっ滞型に該当する疾患である原発性胆汁性胆管炎（PBC），原発性硬化性胆管炎（PSC），慢性閉塞性胆管炎，サルコイドーシスなどを念頭に，細かな組織所見を評価することになる．

　門脈域を見ると，胆管障害が強いことがわかる．門脈域には密なリンパ球・形質細胞浸潤が見られ，もっとも炎症の強い門脈域では炎症細胞浸潤は門脈域中央部の胆管周囲に集簇している（図3-38）．胆管上皮の配列は不整で，上皮内にリンパ球の浸潤があり，慢性非化膿性破壊性胆管炎（chronic non-suppurative destructive cholangitis：CNSDC）に合致する（図3-39）．さらに，肉芽腫反応も伴っている．

　インターフェース肝炎は散見されるが，実質内の変化は乏しく，少数の巣状壊死と軽い類洞の拡張を見る（図3-40）．線維化は全体的に目立たない．

診断

- Primary biliary cholangitis　原発性胆汁性胆管炎

解 説

　抗ミトコンドリア抗体（AMA）はPBCの診断に特異性と感受性の非常に高いマーカーであり，最近では診断における肝生検の重要度が低くなっている．実際，臨床的に典型的な症例では肝生検が省略される症例も多い．ただし，筆者は肝生検は採取しておく必要があると感じている．その最大の理由は，診断時は典型的であったとしても，肝炎性のエピソードを合併するなど変わった臨床経過を示した際，診断時の組織を保有していることは病態の解釈に有用だからである．

　組織学的にCNSDCや肉芽腫性胆管炎が見られれば確診できるが，軽い胆管障害像のみのことも少なくない．そのような場合でも，組織パターンが慢性胆汁うっ滞型で，AMAが陽性であれば，PBCに矛盾しないと診断すべきである．また，CNSDCや肉芽腫性胆管炎は部分的にしか見られないことがある．本例では典型的な胆管障害像が見られたが，複数の切片を薄切すると，別の切片では胆管炎が不明瞭になり肉芽腫のみが確認でき，さらに別の切片では胆管炎も肉芽腫も明確でない（図3-41）．つまり，特徴的な胆管炎所見が確認できないときに，複数のHEを作製すると，より診断的価値の高い所見が得られることがある．こういった試みはAMA陰性など臨床的に非典型的な症例でとくに重要となる．

　PBCと自己免疫性肝炎（AIH）の両方の所見が確認できた場合，PBC/AIHオーバーラップと診断されてきた．しかしながら，以前考えられていたよりも，真のオーバーラップの症例はまれであることが明らかとなった．さらに，最近では自己免疫性肝疾患（PBC, PSC, AIH）では，もっとも優勢な病態を診断名にし，オーバーラップという名称は使うべきではないとの考えもある．ただし，オーバーラップとしたほうが解釈しやすい症例があるのも事実であり，臨床的には未だにしばしば用いられる．

　PBC/AIHのオーバーラップと思われていた症例の多くは，長期的に観察すると，典型的なPBCかAIHのどちらかの経過をたどる．病理学的な問題点として，典型的なAIHでも強い胆管障害を伴うことや，典型的なPBCでもインターフェース肝炎や形質細胞浸潤を伴うことはまれでなく，そのような症例がover diagnosisされていた可能性がある．現在ではより厳密に診断するために，診断基準が提唱されており，その代表的なものを**表3-3**に記す[1]．AIHとPBCの所見をともに2つ以上

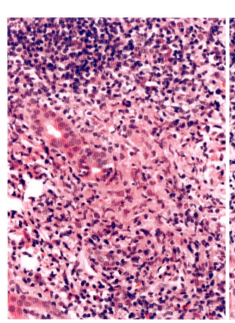 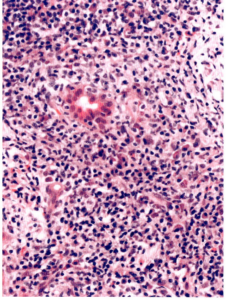

図3-41 複数切片での評価．オリジナルの生検では胆管破壊像と肉芽腫性変化が見られたが，別の切片（左）では胆管破壊は見られず，肉芽腫性変化が確認できる．さらに別の切片（右）では胆管破壊も肉芽腫も明確でない．

表3-3　PBC/AIHオーバーラップの診断

AIHの所見（2つ以上を満たす）
- ALTが正常上限の5倍以上
- IgGが正常上限の2倍以上，もしくは抗平滑筋抗体陽性
- 組織学的に中等度から高度のインターフェース肝炎，もしくは好酸体が出現

PBCの所見（2つ以上を満たす）
- ALPが正常上限の2倍以上，もしくはGGTが正常上限の5倍以上
- AMA陽性
- 組織学的に顕著な胆管障害像

〔文献1）より〕

表3-4　PBC/AIHオーバーラップを疑うべき組織所見

組織パターンが慢性肝炎型（AIH）のときに，PBCの合併を示唆する所見
- 肉芽腫形成，とくに肉芽腫性胆管炎
- 胆管消失
- 早期での銅結合蛋白の沈着（注：進行期ではAIHでも銅結合蛋白の沈着が見られる）

組織パターンが慢性胆汁うっ滞型（PBC）のときに，AIHの合併を示唆する所見
- 帯状壊死
- 形質細胞を伴う中心静脈周囲炎（central perivenulitis）

確認できた症例を，オーバーラップと診断することが提唱されている．

また，より実践的な病理学的なアプローチとして，まずAIHかPBCかどちらの変化が主体なのか判断し，すべての組織変化がどちらか一方で解釈できない場合にオーバーラップの可能性を考慮する．たとえば，PBCでは帯状壊死は見られないため，PBCに帯状壊死が見られれば，AIHの合併が疑われる．つまり，組織パターンが慢性肝炎型なのか慢性胆汁うっ滞型のどちらかを判断し，**表3-4**に記した所見の有無を確認するとよい．

注意すべき点は，PBCでもリンパ球性のインターフェース肝炎を伴うことがあり，AIHでも強い胆管障害（florid duct damage）を伴うことがあるが，それだけではオーバーラップの診断根拠にならない点である．また，初発時は典型的なPBCやAIHでも，経過中にもう一つの疾患の合併が疑われる症例がある．そういった症例ではPBC患者にAIHが合併することのほうが多く，AIHの経過中にPBCを合併することは非常にまれである．

文献

1) Chazouillères O, Wendum D, Serfaty L, et al：Primary biliary cirrhosis-autoimmune hepatitis overlap syndrome：clinical features and response to therapy. Hepatology　1998；28：296-301

📝 ポイント

- 早期の症例であっても，慢性胆汁うっ滞型の組織パターンを認識する．
- PBC/AIHのオーバーラップの診断は慎重にする．

症例 7 20 歳，女性

臨床診断：胆道系酵素優位の肝障害
臨床経過：尿濃染と倦怠感を主訴に来院し，胆道系酵素優位の肝障害を指摘された．これまでに肝障害を指摘されたことはなく，服薬歴もない．
検査成績：AST 139 IU/L（10〜50），ALP 608 IU/L（30〜130），GGT 1,273 IU/L（1〜55），Total Bilirubin 19 μmol/L（3〜20），IgG 13.7 g/L（6.3〜18.1），IgM 1.39 g/L（0.53〜2.23），CA19-9 ＜3 kU/L（＜37），肝炎ウイルスマーカーすべて陰性

肝生検像

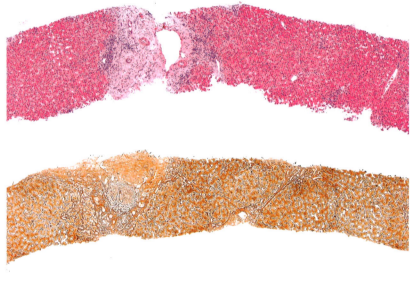

図 3-42 弱拡大像．門脈域は線維性に拡大しており，慢性肝炎型と慢性胆汁うっ滞型が鑑別になる組織パターンである．
下：鍍銀染色

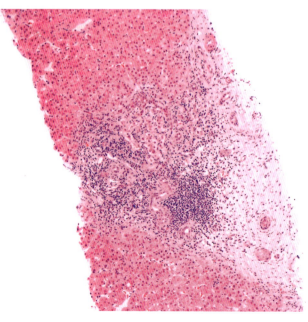

図 3-43 弱拡大像．門脈域の炎症細胞浸潤の分布は不均一で，全体的に細胞浸潤の程度は軽い．

症例 7

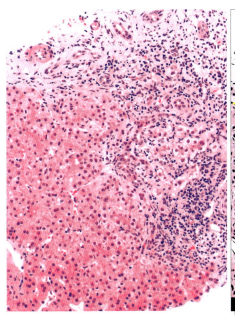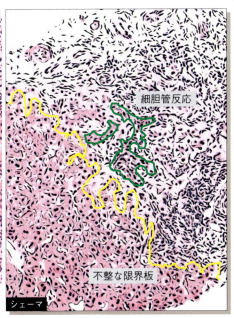

図 3-44 中拡大像．限界板は不整となり interface activity があることがわかる．炎症細胞浸潤以外に，細胆管反応とその周囲の線維化があり，biliary type interface activity と考えられる．

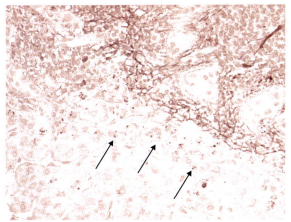

図 3-45 オルセイン染色で，門脈域周囲の肝細胞の多数の銅結合蛋白の沈着が見られる（矢印）．

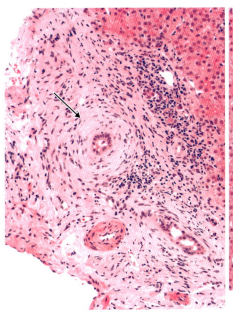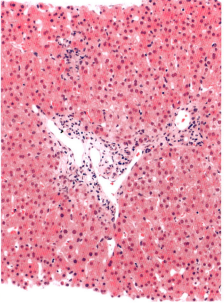

図 3-46 中拡大像．左写真では胆管周囲の同心円状の線維化が見られ，胆管上皮の配列不整を伴う（矢印）．右写真では門脈域に門脈と動脈があるが，胆管が消失している．

病理所見

● 組織パターン

まず弱拡大で組織パターンを確認すると，門脈域が線維性に拡大していることがわかる（図3-42）．門脈域には炎症細胞浸潤があるが，その分布は不均一で，限界板の境界が不鮮明になっており，interface activityがあると考えられる（図3-43）．そのactivityがhepatic typeかbiliary typeかが問題となるが，図3-44に示すように限界板周囲には炎症細胞浸潤だけでなく，限界板に垂直に配列する細胆管反応とその周囲の線維化があり，biliary typeが示唆される．さらにオルセイン染色で，銅結合蛋白の沈着が多数見られ（図3-45），慢性胆汁うっ滞型の組織パターンと認識できる．

● 鑑別のポイント

1つの胆管には特徴的な同心円状の線維化が見られ，胆管上皮は不整な配列を示す（図3-46左）．また，別の門脈域では門脈と動脈が確認できるが，胆管が消失している（図3-46右）．実質では，少数の巣状壊死が見られるが，肝細胞障害像は全体的に乏しい．

診断

● Primary sclerosing cholangitis　原発性硬化性胆管炎

解 説

原発性硬化性胆管炎（PSC）患者で肝生検が考慮される状況は大きく分けて二つある．一つ目は，原因不明の肝機能異常で，その精査のために生検される場合である．組織学的にPSCと診断できなくても，慢性胆汁うっ滞型の組織所見があることを伝え，MRCPかERCPをリクエストする必要がある[1]．もう一つは，MRCPかERCPが先に行われており，胆道系に何らかの異常があり，PSCが鑑別に挙げられているときである．その場合，組織所見がPSCに合致するのか，他の原因が考えられるのかコメントする必要がある．他の大型胆管病変として頻度が高いのは，腫瘍，胆石，虚血などによる閉塞性胆管障害で，生検で門脈域の浮腫性拡大，細胆管反応，細胆管炎が見られる（図3-47, 48）[2]．

PSCの54～75％の症例は炎症性腸疾患を合併する．一方，炎症性腸疾患患者の2.5～7.5％にPSCが発症するといわれている．日本のPSCの頻度は高くないが，炎症性腸疾患の頻度が増えていることを考えると，今後PSCも増えてくる可能性がある．

文献

1) Portmann B, Zen Y：Inflammatory disease of the bile ducts-cholangiopathies：liver biopsy challenge and clinicopathological correlation. Histopathology　2012；60：236-248
2) Zen Y, Hübscher SG, Nakanuma Y：Bile duct diseases. In：Burt AD, Ferrell LD, Hübscher SG, eds：MacSween's Pathology of the Liver. 515-593, Elsevier, Edinburgh, 2018

症例 7

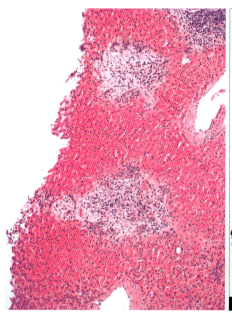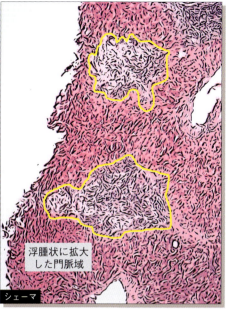

図 3-47　参考症例．乳頭部腫瘍に伴う閉塞性胆管障害例．門脈域は浮腫性に拡大する．PSC の門脈域拡張像よりも白っぽい色調であり，浮腫性と考えられる．

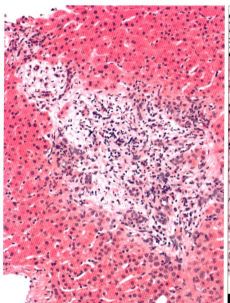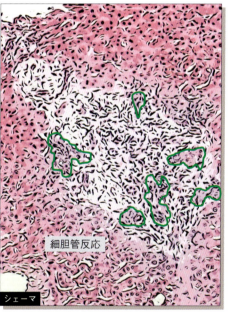

図 3-48　参考症例．図 3-47 と同一症例．浮腫性の門脈域には不整な細胆管反応が見られる．閉塞性胆管障害が示唆される所見である．

ポイント

- 胆管周囲の線維化は有名だが，確認できる頻度は低い．慢性胆汁うっ滞型の組織パターンが見られれば，画像所見と合わせて PSC と診断する．

症例 8　64歳，男性

臨床診断：悪性リンパ腫疑い

臨床経過：アルコール多飲歴と糖尿病の既往のある患者で，肝機能異常を指摘された．腹部画像検査にて肝腫大と腹腔内リンパ節腫大を認めた．LDH高値で，悪性リンパ腫が疑われ，肝生検が施行された．

検査成績：AST 86 IU/L（10〜50），ALP 424 IU/L（30〜130），GGT 2,370 IU/L（1〜55），LDH 370 IU/L（<240），IgG 20.3 g/L（6.3〜18.1），抗核抗体陰性，肝炎ウイルスマーカーすべて陰性

肝生検像

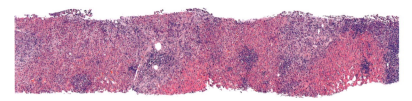
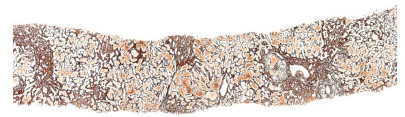

図 3-49 弱拡大像．門脈域は線維性に拡大しており，実質を分断する線維性隔壁が見られ，慢性肝炎型と慢性胆汁うっ滞型が鑑別になる組織像である．下：鍍銀染色

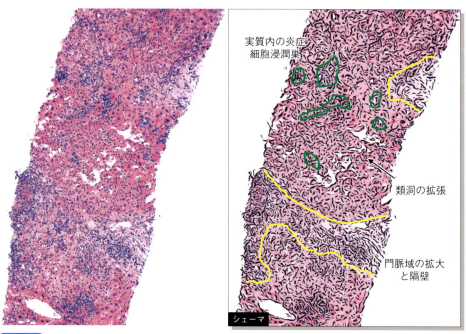

図 3-50 弱拡大像．線維性に拡大した門脈域だけでなく，実質内にも多数の炎症細胞浸潤が見られ，活動性の高い病態と考えられる．

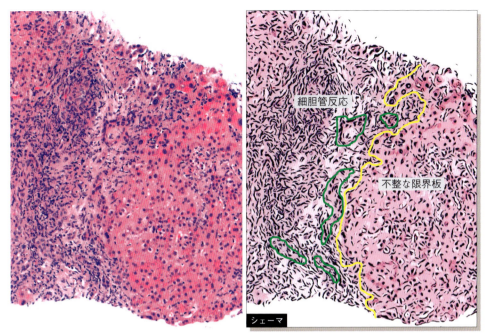

図 3-51 中拡大像.限界板は不整となり,周囲に細胆管反応と線維化を伴っており,biliary type interface activity と考えられる.

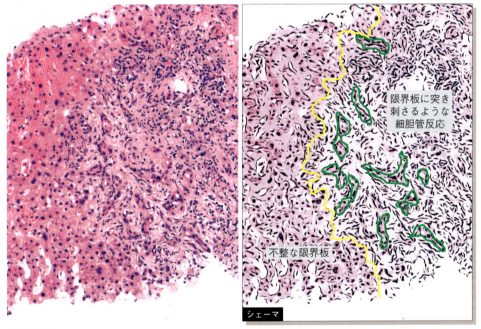

図 3-52 中拡大像.不整になった限界板に突き刺さるように配列する細胆管反応が見られ,慢性胆汁うっ滞性疾患が示唆される.

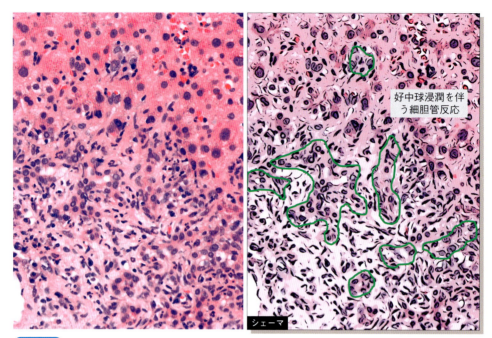

図 3-53 中拡大像．著明な好中球浸潤を伴う細胆管反応も見られ，いわゆる細胆管炎の所見である．

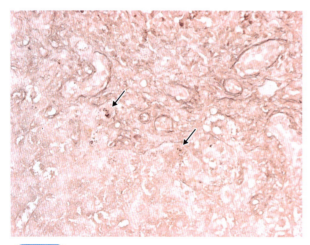

図 3-54 オルセイン染色で，門脈域周囲の肝細胞に銅結合蛋白の沈着が見られる（矢印）．

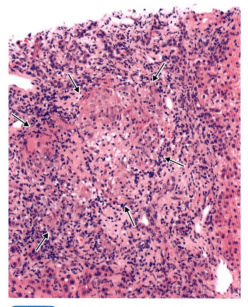

図 3-55 中拡大像．門脈域には境界明瞭な類上皮肉芽腫の形成を見る（矢印）．

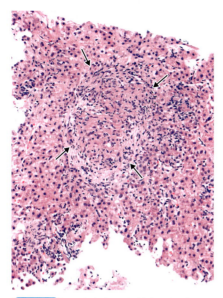

図 3-56　中拡大像．実質内にも境界明瞭な類上皮肉芽腫を見る（矢印）．

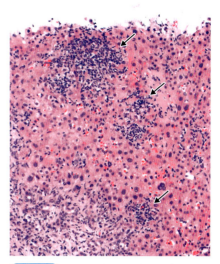

図 3-57　中拡大像．実質には多数の巣状壊死が認められる（矢印）．

■ 病理所見

● 組織パターン

弱拡大で組織パターンを確認すると，門脈域の線維性拡大や，そこから延びる隔壁により実質が分断されている（図 3-49）．全体的に紫色（ヘマトキシリン）に染まる細胞が多く，炎症の強い病態と理解できる（図 3-50）．門脈域の変化から，慢性肝炎型か慢性胆汁うっ滞型か区別する必要があり，限界板の変化に着目すると，いくつかの門脈域で細胆管反応を伴った限界板の不整が見られ（図 3-51），また限界板に垂直に配列する細胆管反応も観察される（図 3-52）．さらに，細胆管周囲に強い好中球浸潤を伴った細胆管炎の所見も見られる（図 3-53）．また，オルセイン染色で銅結合蛋白の沈着を確認すると，門脈域周囲の肝細胞に沈着が見られる（図 3-54）．これらの変化から慢性胆汁うっ滞型の組織変化と理解できる．

● 鑑別のポイント

慢性胆汁うっ滞型障害を念頭に細かな組織所見を見ると，門脈域を中心にリンパ球と形質細胞の密な浸潤があり，その中に類上皮肉芽腫が散見される（図 3-55）．肉芽腫は多核巨細胞を伴うが，壊死は明確でない．さらに，実質内にも境界明瞭な類上皮肉芽腫の形成が多発性に見られる（図 3-56）．小葉内にも巣状壊死が散在性に確認できる（図 3-57）．抗酸菌感染や真菌感染除外目的で行ったチール・ニールセン染色とグロコット染色は陰性だった．

診断

- Granulomatous hepatitis, suggestive of sarcoidosis　肉芽腫性肝炎，サルコイドーシス疑い

解説

本例はその後の検査で，画像的に肺には異常は認められなかったが，腹腔内リンパ節生検で，非壊死性肉芽腫性リンパ節炎の所見を確認した．また，血中アンギオテンシン転換酵素（ACE）活性

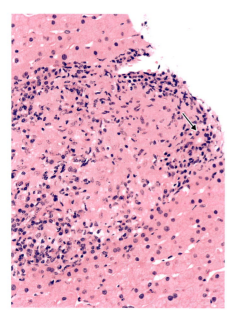 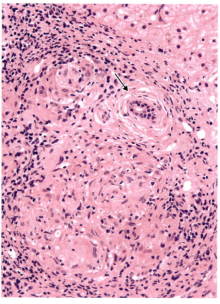

図 3-58　参考症例．左写真では PBC に伴う胆管周囲の肉芽腫を示す．胆管（矢印）は圧排され障害されている．右写真は PSC に見られた肉芽腫で，隣接する胆管（矢印）に同心円状の線維化を見る．PSC でもまれに肉芽腫を伴うことがある．病理学的には，これらの疾患はサルコイドーシスの重要な鑑別疾患である．

も上昇しており，サルコイドーシスと診断した．

　全身性サルコイドーシスで肝病変を合併する頻度は，報告によりばらつきがある（10〜24％）．肝サルコイドーシスの組織学的特徴は，多彩な組織パターンが出現しうることである．また，同じ生検内に部位により異なる組織パターンが見られる．そのため，生検内に複数の組織パターンが見られる場合，たとえ肉芽腫が確認できなくても，サルコイドーシスは鑑別疾患の一つに挙げる必要がある．また，原発性胆汁性胆管炎（PBC）に類似した肉芽腫性胆管炎を 19％に，原発性硬化性胆管炎（PSC）類似の胆管周囲の線維化を 13％に，胆管消失を 37％に認める[1]．すなわち，病理学的にはサルコイドーシスは PBC や PSC の重要な鑑別疾患である（図 3-58）．このようにサルコイドーシスの肝病変は多彩な組織変化を示すため「サルコイドーシスの肝組織はなんでもあり」と考えておくとよい．

　日常診療で肝生検に肉芽腫が見られることはまれではないが，多くは小型の境界不明瞭なものや脂肪肉芽腫である．境界明瞭な肉芽腫（discrete granuloma）に限ると，原因疾患は多くなく，代表的なものを表 3-5 に示す．

表 3-5　肉芽腫形成を伴う代表的な肝疾患

- 感染症（抗酸菌，真菌，寄生虫など）
- サルコイドーシス
- 原発性胆汁性胆管炎（PBC）
- 薬剤性肝障害
- 炎症性腸疾患に伴う肝内肉芽腫
- 腫瘍随伴症候群（paraneoplastic syndrome）

文献
1) Devaney K, Goodman ZD, Epstein MS, et al：Hepatic sarcoidosis. Clinicopathologic features in 100 patients. Am J Surg Pathol　1993；17：1272-1280

ポイント

- 肝サルコイドーシスは，多彩な組織学的変化を示す．
- 肝生検内に，複数の組織パターン（慢性肝炎型＋慢性胆汁うっ滞型など）が混在して見られる場合は，たとえ肉芽腫が確認できなくても，サルコイドーシスを鑑別に挙げる．

症例9　68歳，女性

臨床診断：原因不明の肝機能異常
臨床経過：全身倦怠感を主訴に来院し，肝機能異常を指摘された．腹部エコーでは脂肪沈着と肝の変形を指摘された．これまでに肝機能異常を指摘されたことはない．肥満がある以外に既往歴はなく，アルコール多飲歴もない．
検査成績：AST 85 IU/L（10〜50），ALP 157 IU/L（30〜130），GGT 55 IU/L（1〜55），IgG 15.6 g/L（6.3〜18.1），抗核抗体80倍，肝炎ウイルスマーカーすべて陰性

肝生検像

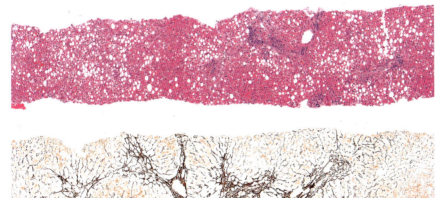

図3-59 弱拡大像．肝実質には脂肪沈着が目立ち，また実質を分断する線維化が見られる．ただし，慢性肝炎型や慢性胆汁うっ滞型を示唆する門脈域主体の変化は見られない．
下：鍍銀染色

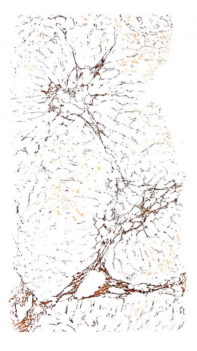
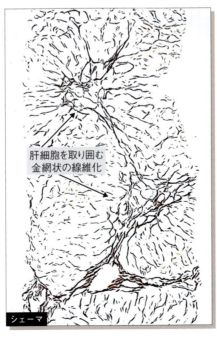

図3-60 弱拡大像（鍍銀染色）．肝細胞周囲を取り囲む金網状の特徴的な線維化が確認できる．

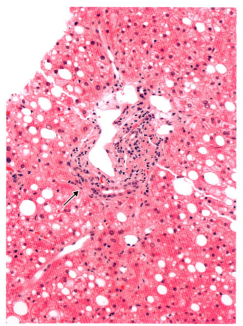

図 3-61 中拡大像．門脈域の変化には乏しく，軽い炎症細胞浸潤を見るのみである（矢印）．

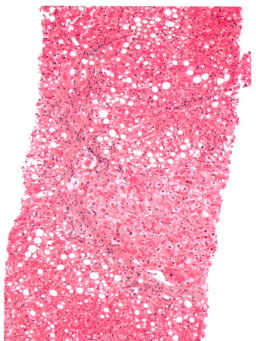

図 3-62 弱拡大像．肝実質では，線維性隔壁や脂肪沈着により，肝細胞索の配列は乱れる．

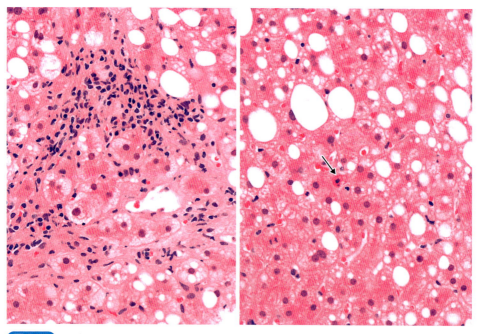

図 3-63 中拡大像．実質内には炎症細胞浸潤（左）や，好酸体（右，矢印）が散見され，肝細胞障害が確認できる．

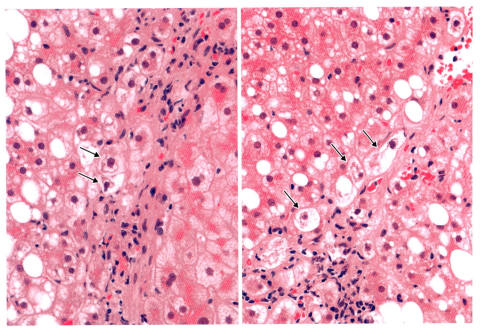

図 3-64 中拡大像．風船様腫大を示す肝細胞（矢印）は丸みを帯びた形態で，細胞質は淡明化し，細胞質内に好酸性の凝集物を含む．

病理所見

● 組織パターン

弱拡大でどの組織パターンに相当する肝障害か確認すると，肝細胞に大滴性の脂肪沈着（70%程度）と線維化が確認でき，一方で慢性肝炎型や慢性胆汁うっ滞型を示唆するような門脈域主体の変化は確認できない（図 3-59）．線維化のパターンに関して鍍銀染色を見ると，線維化は小葉中心部が主体であることがわかる．中心静脈周囲と肝細胞周囲に網目状（金網状）の線維化が見られる（図 3-60）．これらの組織所見から，脂肪性肝障害型と認識できる．

● 鑑別のポイント

脂肪性肝障害型の変化をきたしうる疾患である単純性脂肪肝，非アルコール性脂肪性肝炎（non-alcoholic steatohepatitis；NASH），ウィルソン病，薬剤性肝障害などを念頭に細かな所見を見る必要がある．門脈域の変化は全体的に乏しく，軽い炎症細胞浸潤を見るのみで，インターフェース肝炎や胆管炎は見られない（図 3-61）．実質では，肝細胞索の配列は不整となり（図 3-62），巣状壊死や好酸体（acidophilic body）を見る（図 3-63）．また，とくに小葉中心部で風船様腫大した肝細胞を散見する（図 3-64）．一部では線維化巣内に腫大肝細胞が entrap される．マロリ体は明確でない．類洞内にはリンパ球浸潤以外に，好中球や腫大したマクロファージを見る．

診断

● Non-alcoholic steatohepatitis（NASH） 非アルコール性脂肪性肝炎

解説

　アルコール多飲歴のない患者にも，アルコール性肝障害と類似の組織所見を呈する肝疾患が発生することが明らかとなりNASHと呼ばれるようになった．NASHの病理学的な定義は脂肪沈着（5%以上）＋実質炎＋肝細胞の風船様腫大（hepatocyte ballooning）である．脂肪性肝障害では前二つの所見は通常見られるので，NASHの病理診断にもっとも重要な所見は肝細胞の風船様腫大の有無である．肝細胞の風船様腫大のある症例とない症例を比較すると，線維化が前者で優位に進行することから，この所見がNASHと単純性脂肪肝との鑑別に用いられている．現在の問題点は，風船様腫大の評価が病理医間で一致していないことである．さまざまな病態で肝細胞は腫大するが，脂肪性肝障害で見られる風船様腫大肝細胞は丸みを帯び，細胞質内に好酸性物質の凝集が見られ，

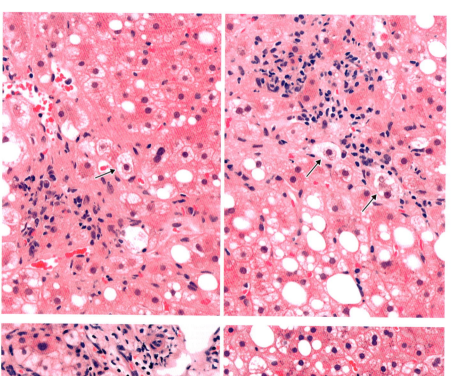

図3-65　参考症例．別のNASH例で見られた肝細胞の風船様腫大（矢印）．細胞の変化は，図3-64と類似しており，異なる症例であっても風船様腫大の形態変化は共通していることがわかる．

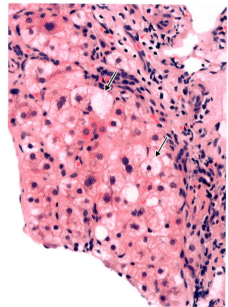
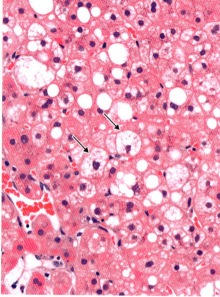

図3-66　参考症例．単純性脂肪肝に見られた肝細胞腫大（矢印）．肝細胞は腫大し，細胞質は淡明化しているが，細胞質の淡明化は小脂肪滴の沈着による変化が主である．細胞質内の好酸性の凝集物も見られない．このような変化を風船様腫大と評価してはいけない．

核は中央に位置する（図3-65）[1]．肝細胞の脂肪沈着が顕著な症例でも細胞質内の脂肪により肝細胞は腫大するが，細胞質の好酸性の凝集物は見られない（図3-66）．この組織形態は病態を考えると理解しやすい．NASHの肝細胞腫大は，細胞質内の中間径フィラメントが障害されるため，肝細胞の形態が維持できなくなり腫大したものである．そのため細胞は外側に凸な丸みを帯びた形態になり，変性した中間径フィラメントが細胞質内の好酸性物質の凝集として認識できる．風船様腫大肝細胞は進行したPBCやPSCでも見られるが，NASHでは小葉中心部で見られるのに対し，慢性胆汁うっ滞性疾患では門脈域周囲に見られる．

　風船様腫大肝細胞の評価が難しいときには免疫染色も有用である．サイトケラチンCK8/18やCam5.2の染色を行うと，風船様腫大肝細胞では染色性が落ち，細胞質の凝集物に陽性像が確認できる（図3-67）．

　小葉中心性に見られる肝細胞周囲の線維化も特徴的な所見で，初期では容易に確認できるが，肝硬変になると，中心静脈が線維性隔壁内に巻き込まれるため同定しにくくなる．肝硬変では小結節性肝硬変となり，脂肪沈着だけでなく，他の組織所見も不明瞭となり，NASHの組織像が確認できないことも多い（burned-out NASH）．また，好中球浸潤やマロリ体の形成もNASHに特徴的であるが，アルコール性肝障害に比較すると出現頻度が低い．

　小児期の非アルコール性脂肪性肝疾患（non-alcoholic fatty liver disease；NAFLD）は成人例

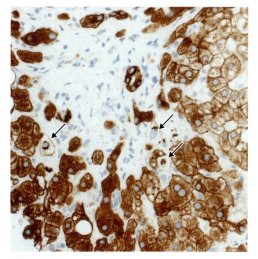

図3-67 参考症例．NASH例で，HE染色では肝細胞の風船様腫大の評価が困難だったが，Cam5.2免疫染色を行うと，風船様腫大を示唆する細胞が散見される（矢印）．肝細胞の細胞質は通常びまん性にCam5.2陽性となるが，風船様腫大を示す細胞では，細胞質内の発現が消失し，細胞質内の凝集物と細胞膜のみが染色される．

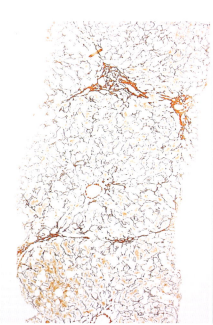
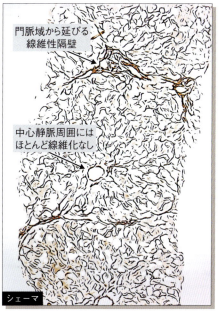

図3-68 参考症例．小児例では，線維化は門脈域周囲から発生し，中心静脈周囲の特徴的な金網状の線維化は見られないことがある（鍍銀染色）．

と異なる組織像を示すことが多い．特徴の一つは線維化が小葉中心部からではなく門脈域周囲から発生することである（**図 3-68**）[2]．もう一つの特徴は，風船様腫大肝細胞が見られる頻度が低いことである．そのため，NASH の診断基準を満たさないにもかかわらず線維化が進行している症例にしばしば遭遇する．そのような症例を NASH と呼んでいいのか，線維化を伴った単純性脂肪肝とすべきなのかは議論があり，診断医によって考え方が異なる．

文献

1) Tiniakos DG, Anstee QM, Burt AD：Fatty liver disease. In：Burt AD, Ferrell LD, Hübscher SG, eds：MacSween's Pathology of the Liver. 308-371, Elsevier, Edinburgh, 2018
2) Carter-Kent C, Yerian LM, Brunt EM, et al：Nonalcoholic steatohepatitis in children：a multicenter clinicopathological study. Hepatology 2009；50：1113-1120

ポイント

- 脂肪性肝障害の組織パターンを認識するには，小葉中心性の特徴的な線維化を同定することが重要だが，小児例では見られないことも多い．
- 肝細胞の風船様腫大は脂肪性肝炎の病理診断に必須の所見である．
- 肝硬変になると，脂肪沈着は消退し，非特異的な小結節性肝硬変となる（burned-out NASH）．

症例 10　13歳，男児

臨床診断：脂肪肝

臨床経過：自閉症にて通院加療中に，肝機能異常と，脂肪肝を指摘された．肥満，糖尿病，高脂血症などの所見はなし．

検査成績：AST 102 IU/L（7～36），ALP 187 IU/L（178～455），GGT 16 IU/L（1～55），Total Bilirubin 25 μmol/L（3～20），自己抗体と肝炎ウイルスマーカーすべて陰性

肝生検像

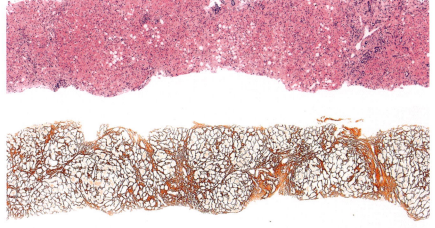

図 3-69 弱拡大像．肝実質は強い線維化を伴って結節形成傾向が出現している．脂肪沈着が目立つが，慢性肝炎型や慢性胆汁うっ滞型を示唆する組織所見は見られず，脂肪性肝障害型と考えられる．

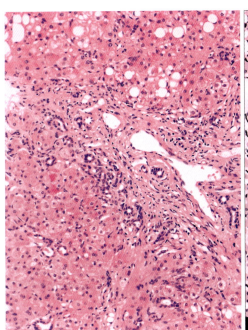
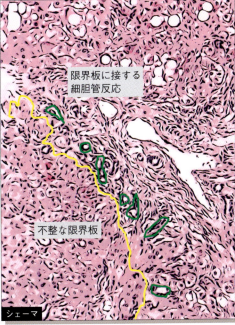

図 3-70 弱拡大像．門脈域では限界板に接するように細胆管反応が見られるが，biliary type interface activity とは異なる（図 3-71 参照）．

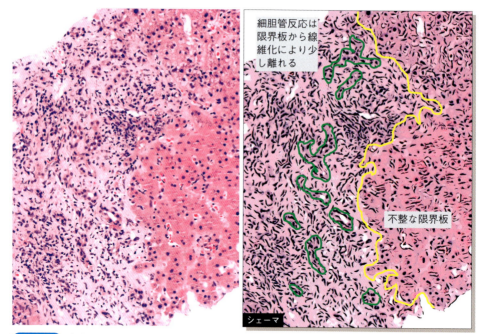

図 3-71 参考症例．慢性胆汁うっ滞性疾患では，細胆管と限界板の間に疎な線維化が介在し，細胆管，線維化，限界板の3層構造を形成している．図3-70の変化にはこのような所見はなく，biliary type interface activity とはいえない．

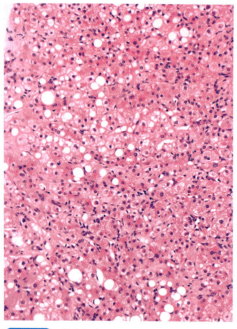

図 3-72 弱拡大像．肝実質では，肝細胞索の配列は乱れ，大滴性脂肪沈着と軽い実質炎を伴う．

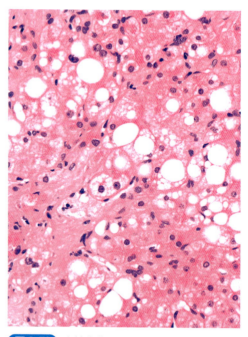

図 3-73 中拡大像．肝細胞には腫大したものがあるが，風船様腫大といえる変化は見られない．

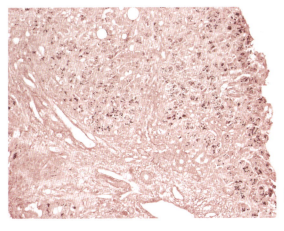

図 3-74 オルセイン染色では多数の銅結合蛋白の沈着が見られる．

■ 病理所見

● 組織パターンと鑑別のポイント

弱拡大で組織パターンを確認すると，肝細胞周囲の網目状の線維化と脂肪沈着がおもな変化で，炎症細胞浸潤は目立たず，脂肪性肝障害型と認識できる（図 3-69）．小葉構造は高度に乱れ，実質は多くの線維性隔壁で分断され，小結節性の変化を伴う（図 3-69）．隔壁周囲には肝細胞周囲の線維化が目立つ．線維性に拡大した門脈域は，細胆管反応を伴うが（図 3-70），慢性胆汁うっ滞型で見られる biliary type interface activity は明確でない（図 3-71）．また，門脈域の炎症細胞浸潤も軽度である．実質には，大滴性を主体とした脂肪沈着以外に，肝細胞の大小不同，肝細胞腫大，巣状壊死を散見する（図 3-72，73）．ただし，肝細胞の風船様腫大（hepatocyte ballooning）は明確でない．核糖原を少数認める．オルセイン染色では多数の銅結合蛋白の沈着が見られる（図 3-74）．

診断

● Wilson disease　ウィルソン病

解説

ウィルソン病は，20 歳代までに発症することが多く，若年者の原因不明の肝疾患では常に鑑別に挙げる必要がある．とくに，脂肪沈着は高頻度に認められるため，若年者の脂肪沈着を伴う肝障害では，ウィルソン病を慎重に除外する必要がある[1]．たとえ銅や銅結合蛋白の沈着が組織学的に確認できなくても，早期の可能性を考慮し，ウィルソン病を臨床的に除外する必要がある．

小児では脂肪肝は肝生検の適応となる．とくに，肥満などの脂肪肝のリスクファクターが明確でない患児では，代謝性疾患が隠れていることがあり，小児肝生検で脂肪沈着があるときは慎重な対応が望まれる．脂肪沈着が軽度かつ部分的であっても病的であり，ウィルソン病を含めた代謝性疾患の鑑別が必要となる．

病理学的に，脂肪肝は大滴性，小滴性，混合型に分類される．成人・小児を問わず非アルコール性脂肪性肝疾患では大滴性のことが多く，ウィルソン病も大滴性を示すことが多い．一方，小児期の小滴性脂肪沈着をきたす疾患にはまれな代謝性疾患が含まれる．たとえば，ライソゾーム酸性リパーゼ欠損症（cholesteryl ester storage disease とも呼ばれる）は小滴性脂肪沈着を示す代表的な疾患で，臨床的に高脂血症，肝腫大，脂肪肝を特

徴とする．常染色体劣性の遺伝様式で，臨床的には早期に肝硬変に至る症例から比較的長期の経過を示す症例まで臨床像はさまざまである．また，成人になって診断される症例もあり，成人の原因不明の肝腫大や脂肪肝で，小滴性脂肪沈着が見られた場合もこの疾患は除外すべきである．ライソゾーム酸性リパーゼ欠損症が最近注目されているのは，酵素補充療法が利用可能となったからである[2]．そのため，適切に診断することが求められており，小滴性の脂肪沈着を見たときには，ライソゾーム酸性リパーゼ欠損症を含めた代謝性疾患が隠れていないか十分な精査が求められる．

文献

1) Quaglia A, Roberts EA, Torbenson M：Developmental and inherited liver disease. In：Burt AD, Ferrell LD, Hübscher SG, eds：MacSween's Pathology of the Liver. 111-274, Elsevier, Edinburgh, 2018
2) Burton BK, Balwani M, Feillet F, et al：A phase 3 trial of sebelipase alfa in lysosomal acid lipase deficiency. N Engl J Med 2015；373：1010-1020

ポイント

- ウィルソン病は，慢性肝炎型もしくは脂肪性肝障害型の組織パターンを示すことが多い．
- 若年者の原因不明の肝障害で，組織学的に脂肪沈着が確認されるときは，ウィルソン病を鑑別に挙げる．
- 若年者の小滴性脂肪沈着を見たら，ライソゾーム酸性リパーゼ欠損症を含めた代謝性疾患の鑑別が必要である．

症例 11　43歳，男性

臨床診断：黄疸，ホジキンリンパ腫
臨床経過：頸部リンパ節腫脹を主訴に来院し，リンパ節生検でホジキンリンパ腫と診断された．治療開始前から高ビリルビン血症（黄疸）などの肝機能異常を認め，原因精査のため肝生検が施行された．
検査成績：AST 397 IU/L（10〜50），ALP 4,583 IU/L（30〜130），GGT 1,693 IU/L（1〜55），Total Bilirubin 734 µmol/L（3〜20），肝炎ウイルスマーカーすべて陰性

肝生検像

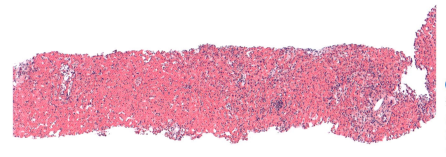

図 3-75　弱拡大像．線維化と門脈域の変化は目立たない．実質の肝細胞索の配列が乱れている．

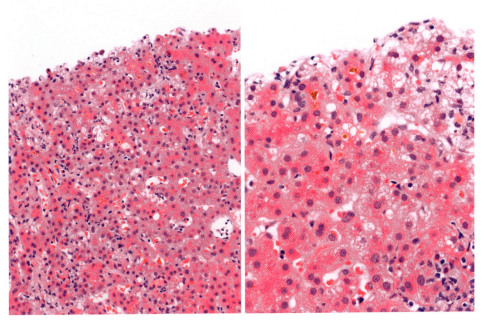

図 3-76　中拡大像．肝細胞索の配列が不整となり（左），毛細胆管には胆汁栓の形成が目立つ（右）．

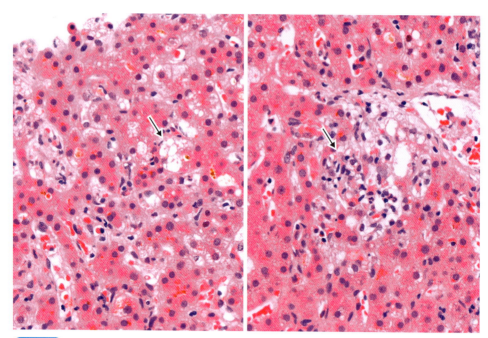

図 3-77 中拡大像．類洞側ではクッパー細胞の腫大があり（左写真，矢印），一部では集簇して好中球浸潤を伴う（右写真，矢印）．

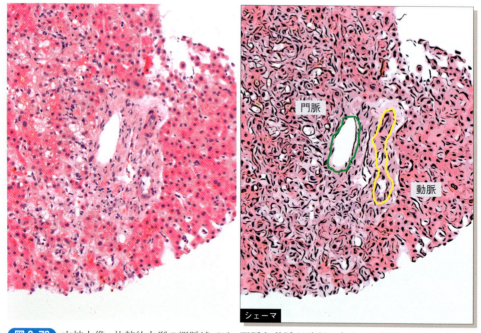

図 3-78 中拡大像．比較的大型の門脈域では，門脈と動脈が確認できるが，胆管が存在しない．

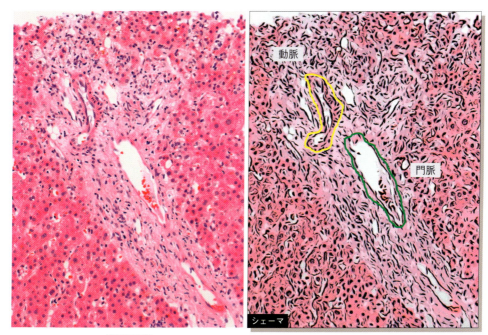

図 3-79 中拡大像．この門脈域でも胆管が見られない．

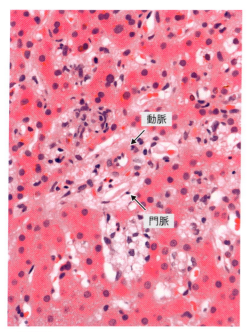

図 3-80 中拡大像．小型の動脈が見られ，末梢の門脈域と思われる．門脈に矛盾しない小血管があるが，胆管は確認できない．

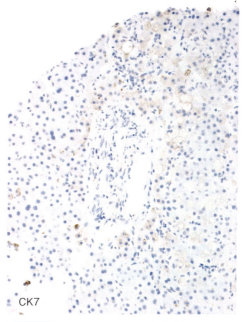

図 3-81 中拡大像．CK7 の免疫染色では門脈域内に胆管が存在しないことがわかる（胆管は通常 CK7 陽性）．また，門脈域周囲の肝細胞に CK7 の弱い異常発現を伴う（肝細胞は通常 CK7 陰性）．

病理所見

● 組織パターン

弱拡大で肝生検を見ると，全体的に組織変化が弱い印象を受ける（図3-75）．門脈域の拡大や線維性隔壁は見られない．ただし，実質内の肝細胞の配列が不整になっていることがわかる．中拡大で，実質を見ると毛細胆管に多数の胆汁栓の形成が確認できる（図3-76）．全体的に炎症性変化は目立たず，急性胆汁うっ滞型の肝障害と判断される．

● 鑑別のポイント

急性胆汁うっ滞型の組織パターンを示す肝疾患を念頭に細かな組織変化を見ると，実質内では胆汁うっ滞に加えて，類洞側のクッパー細胞の腫大が目立つことがわかる（図3-77左）．泡沫状に腫大した細胞質を有し，一部では集簇して好中球浸潤を伴う（図3-77右）．肝細胞壊死は全体的に目立たず，帯状壊死などは見られない．一方，門脈域を見ると，炎症細胞浸潤は少ないが，胆管が消失していることがわかる（図3-78，79）．比較的大きな門脈域だけでなく，小型の門脈域でも肝動脈と門脈は確認できるが胆管が同定できない（図3-80）．サイトケラチン（CK）7の染色を行うと，胆管が存在しないことが明瞭となる．また，肝細胞は通常CK7陰性であるが，門脈域周囲の肝細胞にCK7の異常発現が見られる（図3-81）．銅結合蛋白の沈着は見られない．

診断

● Vanishing bile duct syndrome　胆管消失症候群

解説

実質内に胆汁栓が見られるが，門脈域の変化に乏しい病態は急性胆汁うっ滞型の肝障害と考えられる．このような組織像はbland cholestasisと総称される．その原因として，もっとも多いのは薬剤性肝障害で，胆汁うっ滞型の薬剤性肝障害ではこのタイプの組織変化を示す．また，敗血症もbland cholestasisをきたす代表的な疾患である．それ以外に閉塞性胆管障害の急性期でも類似の変化が見られることがあるが，浮腫性拡大など少なからず門脈域の変化を伴うことのほうが多い．これらの疾患を病理学的に鑑別することは難しく，臨床的状況を踏まえて判断する必要がある．重要なことは，慢性の変化がないことを確認することである．

胆管消失症候群は肝内の小型胆管が消失することで急性胆汁うっ滞型の組織変化をきたす疾患で，まれではあるが臨床的に進行性のため正しく認識する必要がある．この疾患名は，胆管消失を呈する疾患を総称する概念で，原発性胆汁性胆管炎（PBC），原発性硬化性胆管炎（PSC），移植片対宿主病（graft versus host disease；GVHD）など免疫学的機序に関連した病態，薬剤性肝障害，虚血性胆管障害などが含まれる（表3-6）[1]．また，狭義の胆管消失症候群として，PBC，PSC，GVHDなどの疾患を除き，薬剤性やその他の原因不明な病態のみを意味することもある．本例のようにホジキンリンパ腫に合併することもよく知ら

表3-6　胆管消失を呈する疾患

- 原発性胆汁性胆管炎（PBC）
- 原発性硬化性胆管炎（PSC）
- 移植片対宿主病（GVHD）
- 肝移植後の慢性拒絶
- 虚血性胆管障害
- アラジール症候群
- 薬剤性肝障害
- サルコイドーシス
- ホジキンリンパ腫
- 原因不明（特発性）

れている[2]．PBC，PSC，GVHD など慢性の経過を示す疾患では，胆管消失と同時に，細胆管反応，門脈域の線維化，銅結合蛋白の沈着など慢性胆汁うっ滞を示唆する所見が見られる．一方，薬剤性肝障害など急速に胆管が消失する病態では，これらの変化は見られない．ホジキンリンパ腫に伴う胆管消失でも，早期（30 週以内）には慢性の変化は見られないが，経過が長くなるにつれ，慢性変化が出現してくる．本例は慢性の変化は明確でなく，早期の病変で比較的急速な経過で胆管が消失したものと推察される．

胆管消失症候群を呈する薬剤も報告されており，**表 3-7** に挙げる薬剤がこれまで 2 例以上の報告例があるものである．また，LiverTox（http://livertox.nih.gov/）というデータベースがあり，ここには薬剤別にどういった肝障害をきたし，どのような組織変化が生じるかまで細かく解説されている．もちろん，胆管消失症候群をきたす薬剤ではその点についても記述がある．前向きにデータが蓄積されるため，新しい知見も反映される．これはインターネットからアクセス可能で，無料で検索できるので，大変有用なサイトである．

表 3-7 胆管消失をきたす代表的な薬剤

- Amoxicillin
- Carbamazepine
- Cotrimoxazole
- Chlorpromazine
- Erythromycin esters
- Flucloxacillin
- Methyltestosterone
- Phenytoin
- Prochloperazine
- Tetracycline

文献

1) Zen Y, Hübscher SG, Nakanuma Y：Bile duct diseases. In：Burt AD, Ferrell LD, Hübscher SG, eds：MacSween's Pathology of the Liver. 515-593, Elsevier, Edinburgh, 2018
2) Hubscher SG, Lumley MA, Elias E：Vanishing bile duct syndrome：a possible mechanism for intrahepatic cholestasis in Hodgkin's lymphoma. Hepatology 1993；17：70-77

ポイント

- 急性胆汁うっ滞型の組織像を示す疾患でもっとも頻度が高いのは薬剤性肝障害だが，それ以外にもまれにこの組織パターンが見られることがある．
- 慢性胆汁うっ滞性変化を伴わず胆管消失が見られる症例では，胆管消失症候群のなかでも急性経過を示す疾患を考える．

第3章 症例検討

症例 12　20歳, 男性

臨床診断：肝硬変

臨床経過：前医にて食道静脈瘤を指摘され, 肝硬変＋門脈圧亢進症の診断にて当院紹介受診. 画像的に脾腫と肝の変形を認める. 肝硬変の原因精査のため肝生検が施行された.

検査成績：AST 27 IU/L（10〜50）, ALP 70 IU/L（30〜130）, GGT 29 IU/L（1〜55）, Albumin 38 g/L（35〜50）, Total Bilirubin 6 μmol/L（3〜20）, 自己抗体と肝炎ウイルスマーカーすべて陰性

肝生検像

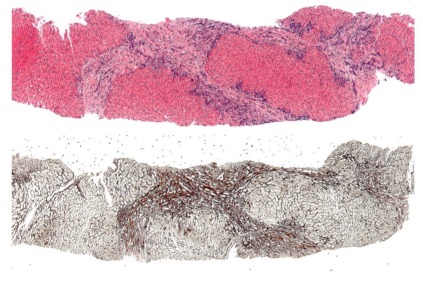

図 3-82　弱拡大像. 門脈域は線維性に拡大しており, 幅の広い線維性隔壁で実質が分断されている.
下：鍍銀染色

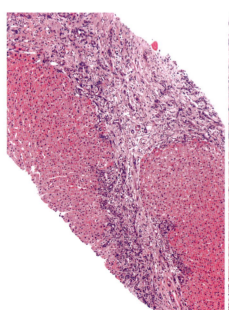
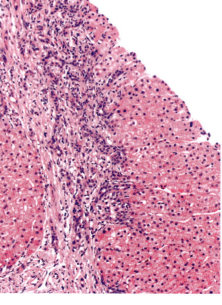

図 3-83　弱拡大像. 線維性隔壁内には胆管や細胆管が多数みられ, biliary type interface activity 類似の変化が見られる.

小型胆管周囲に
好中球浸潤を伴う

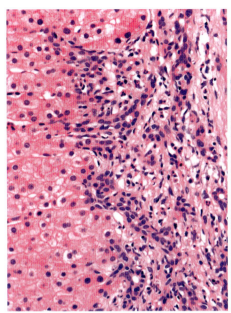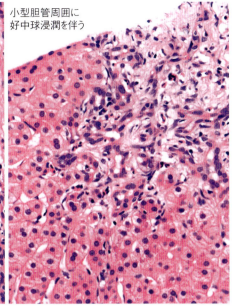

図 3-84 中拡大像．門脈域の炎症は軽いが，胆管周囲に好中球や好酸球を含む炎症細胞浸潤が一部で見られる．

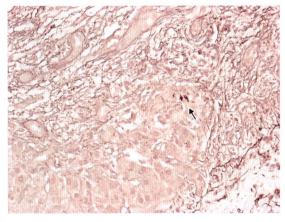

図 3-85 オルセイン染色で，門脈域周囲の肝細胞に銅結合蛋白の沈着が見られる（矢印）．

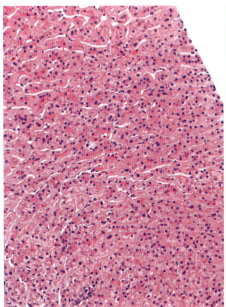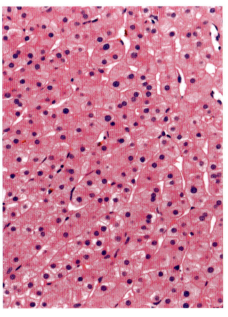

図 3-86 中拡大像．肝実質にはほとんど変化はなく，炎症は見られない．

第3章 症例検討

■ 病理所見

● 組織パターン

肝小葉構造は高度に乱れ，実質は幅の広い線維性隔壁で分断される（図3-82）．隔壁内には細胆管類似の小型胆管がとくに限界板周囲に多く見られ，限界板が不整となり biliary type interface activity に類似する（図3-83）．胆管周囲には一部で好中球や好酸球浸潤を伴うが（図3-84），全体的に門脈域の炎症細胞浸潤は軽度である．肝細胞周囲には銅結合蛋白の沈着も一部に見る（図3-85）．これらの組織パターンは，慢性胆汁うっ滞型に類似しているが，線維化の程度に比して門脈域周囲の肝細胞の腫大や，隔壁周囲の halo は見られず，進行期の慢性胆汁うっ滞型の組織パターンに合致せず，その他のパターンである．

● 鑑別のポイント

小型胆管は一部で円形の配列を示す．また，肝細胞索の配列はよく保たれ，肝細胞の多形性も目立たず，肝炎性変化も見られない（図3-86）．これらの組織所見から，先天性肝線維症が示唆される．門脈圧亢進症があるものの，肝機能異常はほとんど認めない臨床所見とも合致する．

診断

● Congenital hepatic fibrosis　先天性肝線維症

解説

先天性肝線維症（congenital hepatic fibrosis）は，遺伝性肝疾患のうち，ductal plate malformation の一型に分類される．一部の症例は大型胆管の拡張（カロリ病）や，腎病変（medullary tubular ectasia，成人型多嚢胞腎など）を合併する．臨床的には，門脈圧亢進症，繰り返す胆管炎（とくにカロリ病合併例），肝腫大で発症する．小児期に発症することが多いが，成人になってから診断されることもある．病理学的には，異常な形態を示す胆管とその中の胆汁栓（本例では目立たない）が特徴である[1]．

カロリ病（Caroli disease）は肝内大型胆管の拡張を特徴とする．拡張した胆管は画像的に確認でき，画像所見が診断に重要である．肉眼的に，拡張胆管は囊状となり，内部を線維血管性隔壁が分断する．組織学的に，拡張胆管は円柱上皮で覆われ，種々の程度の炎症を伴って，再生性変化を示す．肝臓全体が障害されることが多いが，一部の症例では単葉性や区域性に発生し，囊胞性腫瘍と誤認されることもある．

文献

1) Quaglia A, Roberts EA, Torbenson M：Developmental and inherited liver disease. In：Burt AD, Ferrell LD, Hübscher SG, eds：MacSween's Pathology of the Liver. 111-274, Elsevier, Edinburgh, 2018

ポイント

- 先天性肝線維症では，特徴的な組織所見（小型胆管内の胆汁栓と ductal plate malformation を示唆する異常胆管）に加え，慢性胆汁うっ滞型に類似した変化を伴うことがある．
- 診断に際しては，臨床所見や血液データが先天性肝線維症に合致するか確認する．

症例 13　34 歳，女性

臨床診断：骨髄移植後肝障害，悪性リンパ腫

臨床経過：8 年前に悪性リンパ腫と診断され，化学療法にて完全寛解した．その後，再発病変が確認され，化学療法の後，骨髄移植が行われた．移植 10 日後に，急激に進行する肝腫大，腹水，浮腫を認め，原因精査のため肝生検が施行された．

検査成績：AST 3,704 IU/L（10〜50），ALP 216 IU/L（30〜130），GGT 92 IU/L（1〜55），CRP 124.3 mg/L（<5）．

肝生検像

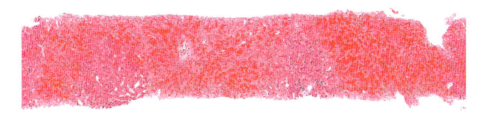

図 3-87　弱拡大像．肝実質には高度のうっ血があり広範な壊死を呈する．既存の実質はごく一部にしか見られない．

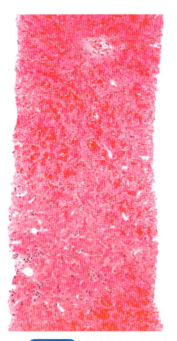
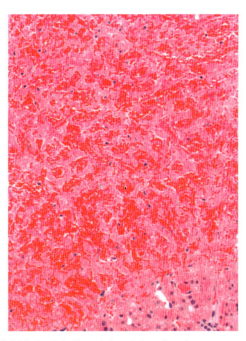

図 3-88　中拡大像．左写真では門脈域周囲の肝細胞の残存があり，うっ血が小葉中心部に生じていることがわかる．右写真ではうっ血部では肝細胞索は細くなり，肝細胞の核は確認できず，壊死に陥っていることがわかる．

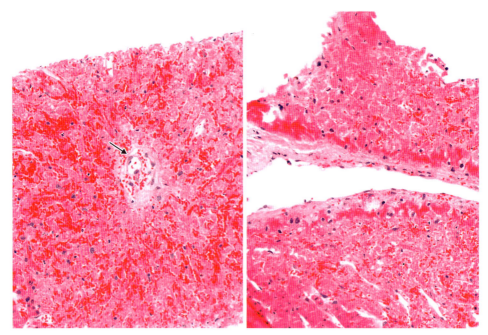

図 3-89 中拡大像．左写真では肝静脈がほぼ閉塞している(矢印)．右写真では肝静脈の内膜が線維性に肥厚している．

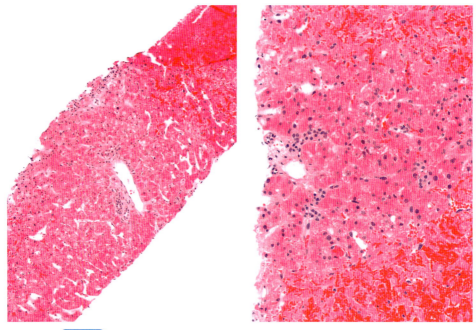

図 3-90 中拡大像．門脈域周囲に残存する肝実質は小結節状に再生性変化を示す．

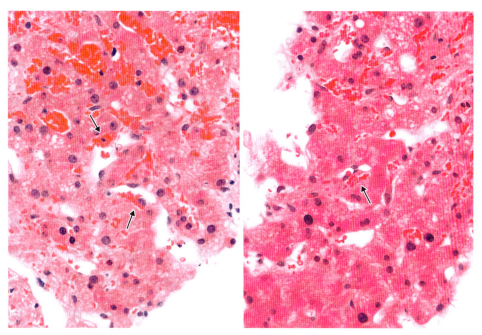

図 3-91 中拡大像．類洞内皮と肝細胞の間のスペース（ディッセ腔）に赤血球が見られる（矢印）．うっ血が示唆される所見である．

■ 病理所見

● 組織パターンと鑑別のポイント

これまで提示した症例と異なり，肝内には強いうっ血があり，肝実質はごく一部にしか確認できない（図3-87）．Zone別に見ると，門脈域周囲で肝実質が残存しているので，zone 2 と zone 3 の肝細胞は広範に壊死していると考えられる（図3-88）．中心静脈は内膜の肥厚と内腔の狭窄を示す（図3-89）．門脈域周囲に残存する実質は，結節状の軽い再生像を示し，肝細胞索はわずかに肥厚する（図3-90）．残存する実質では，類洞は軽度に拡張し，ディッセ腔に赤血球が見られる（図3-91）．門脈域の変化は目立たず，炎症も軽微にとどまる．組織パターンはその他となる．

診断

- Veno-occlusive disease（VOD） 肝中心静脈閉塞症

解説

骨髄移植の肝障害で鑑別すべき疾患は，移植片対宿主病（graft-versus-host disease：GVHD），veno-occlusive disease（VOD），感染症である．原疾患の再発により肝機能異常を呈し，肝生検でリンパ腫や白血病が見られることもあるが，頻度は低い．GVHDでは胆管障害が特徴的な所見で，感染症では感染原因や程度によりさまざまな組織変化をきたすが，肝細胞壊死と周囲の炎症細胞浸潤がおもな変化である．本例ではそれとはまったく異なり高度のうっ血性肝壊死の所見で，肝静脈の閉塞を伴っておりVODと判断される．

いくつかの原因によりVODが発生するが，薬剤性のものがもっとも頻度が高い．とくに骨髄移植後に発生することが多く，骨髄移植前の薬剤や

放射線照射が原因と考えられる．典型例では，移植後3週間以内に，肝不全，高度の肝機能異常，黄疸，浮腫，体重増加などがみられる．肝静脈だけでなく類洞の閉塞も病態に関与していることから，sinusoidal obstruction syndrome（SOS）と呼ばれることもある．

バッド・キアリ症候群（Budd-Chiari syndrome）はVODと類縁の疾患で肝臓のうっ血性障害をきたすが閉塞される静脈のレベルが異なる．VODは小静脈から類洞の閉塞であるが，バッド・キアリ症候群は大型の肝静脈の閉塞起点によりうっ血が生じる．肝生検ではVODとバッド・キアリ症候群の鑑別が困難なことがあり，"features of venous outflow block"と診断するとよい．

> **ポイント**
> - 骨髄移植後の肝障害では，VOD，GVHD，感染症の鑑別が重要である．
> - VODは急性の経過を示し，肝生検されないことも多いが，病理学的にはうっ血性の特徴的な組織像を示す．

症例14　47歳，女性

臨床診断：薬剤性肝障害疑い，自己免疫性肝炎疑い

臨床経過：4年前から日光露光部の皮疹を自覚しており，昨年全身性エリテマトーデス（SLE）と診断される．今回，労作時呼吸困難などの心不全症状を自覚して入院した．3月14日から肝機能異常が出現した．3月4日から利尿薬を開始されており，薬剤性肝障害が疑われる．服薬中止後も肝機能異常の改善なく，3月22日に肝生検を施行された．

検査成績：AST 1,130 IU/L（13〜31），ALP 616 IU/L（109〜321），GGT 134 IU/L（9〜57），Total Bilirubin 2.4 mg/dL（0.3〜1.0），IgG 2,148 mg/dL（870〜1,700），抗核抗体 320倍

肝生検像

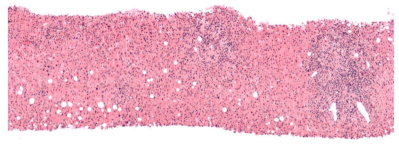
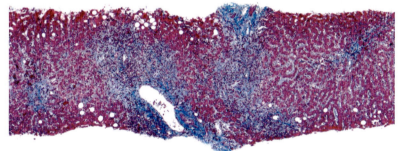

図3-92 弱拡大のHE染色（上）では門脈域と実質に多数の炎症細胞浸潤があり，活動性の高い病態が示唆される．マッソン・トリクローム染色（下）では門脈域の拡大が見られる．

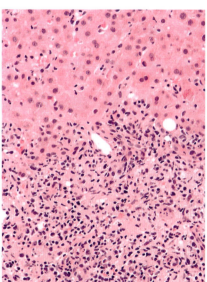
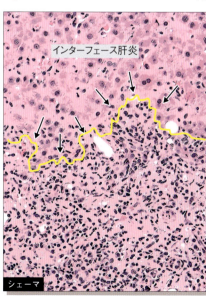

図3-93 門脈域には密な炎症細胞浸潤があり，インターフェース肝炎を伴っている．Biliary type interface activityはなく，慢性肝炎型が考えられる．

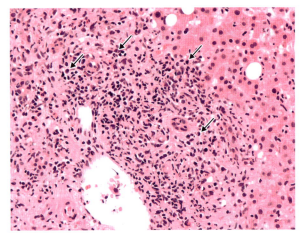

図 3-94 門脈域には核の偏在した形質細胞が散見される（矢印）．

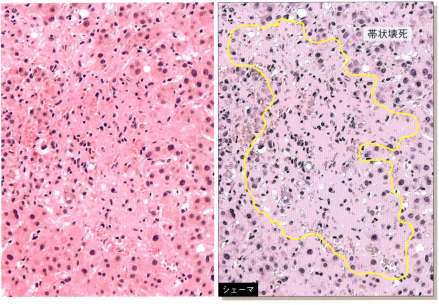

図 3-95 実質では肝細胞が確認できない領域があり，帯状壊死に相当する．

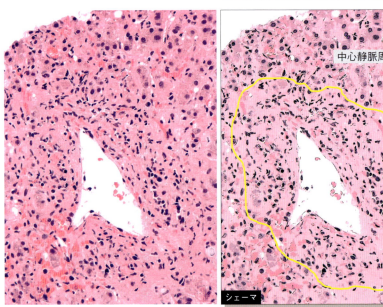

図 3-96 中心静脈周囲の肝細胞も脱落し，その部位に形質細胞を混じた炎症細胞浸潤が見られる（中心静脈周囲炎）．

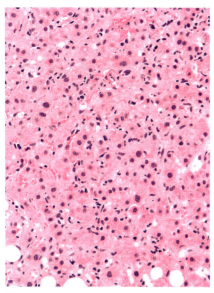

図 3-97　実質では肝細胞の配列が乱れ，リンパ球浸潤を伴う．

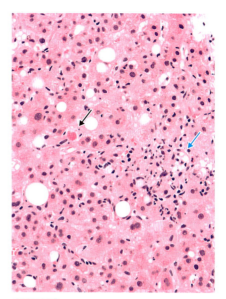

図 3-98　巣状壊死（青矢印）や好酸体（黒矢印）を散見する．

病理所見

● 組織パターン

肝小葉構築は中等度に乱れ，門脈域の線維性拡大が見られることがわかる（図 3-92）．門脈域にはインターフェース肝炎が目立つが，biliary type interface activity は見られず，慢性肝炎型と考えられる（図 3-93）．

● 鑑別のポイント

浸潤細胞の中には形質細胞が散見される（図 3-94）．また，実質炎も伴っており，小葉中心部の帯状壊死や，中心静脈周囲炎を見る（図 3-95, 96）．小葉中心部以外の領域では巣状壊死や好酸体が散見される（図 3-97, 98）．

診断

● Autoimmune hepatitis, possibly drug-induced autoimmune hepatitis　自己免疫性肝炎（薬剤関連疑い）

解説

本例は組織学的に比較的典型的な自己免疫性肝炎（AIH）である．慢性活動性炎症を主体とし，強いインターフェース肝炎，形質細胞浸潤，帯状壊死，中心静脈周囲炎が見られる．臨床的にも抗核抗体陽性で，IgG の上昇も伴う．本例で解釈が難しいのが，肝炎発症の10日前から新しい薬剤を服薬しており，臨床的には薬剤性肝障害が疑われる経過である．最近，このような薬剤性肝障害を発症の契機にしたと考えられる AIH の報告例が散見される．AIH 症例の後方視的研究では 261 例の AIH のうち 24 例（9％）が薬剤関連 AIH であったとされている[1]．この値は想像よりも多い印象だが，当初考えられていたよりも頻度が高い可能性が示唆されている．

薬剤関連 AIH の原因薬剤としてはニトロフラントインとミノサイクリンの頻度が高いが，それ

以外の薬剤でも報告例が多くある．また，古典的なAIHと異なり，ステロイド治療後にステロイドをオフにできる頻度が高いといわれている．おそらく，薬剤関連AIHとされている症例のなかには，真のAIHではなく，遷延している薬剤性肝障害が含まれているのかもしれない．実際，薬剤性肝障害では初発時は非特異的な急性肝炎で，数カ月炎症が持続して再生検すると形質細胞が豊富となり，炎症の首座が門脈域に移り，AIHに類似した像を呈することがある．そのような症例で遷延している薬剤性肝障害とAIHを鑑別するのは難しい．参考になる所見として，経過中に抗核抗体が陽転化することやIgG値が上昇してくるなど自己免疫異常が血清学的にも顕在化することがあり，そういった組織以外のデータを含めた検討が必要である．

もう一つ重要なことは薬剤性肝障害とAIHが関連する病態は3種類存在することである[2]．一つはAIHの既往のある方に発生する薬剤性肝障害で，これはまったく関連性のない二つの疾患が偶然同一患者に発生したと理解できる．もう一つは薬剤誘発型AIHで，subclinicalなAIHもしくはAIHの素因のある患者が，薬剤性肝障害を契機としてAIHが顕在化する現象である．本例はこの病態に相当すると考えられる．三つ目は，免疫関連の薬剤性肝障害で，病態はAIHと異なり薬剤性肝障害であるが，その炎症に免疫の活性化を伴い，組織像がAIHに類似するものである．二つ目と三つ目の病態は異なり，二つ目の症例ではステロイドをオフにすることはできないが，三つ目の病態ではステロイドによく反応し，オフにしても再燃しない．上に述べたAIHの9%が薬剤関連と報告された論文[1]ではこの二つ目と三つ目の病態をまとめて解析したために，その頻度が高く見積もられたと考えられる．

免疫チェックポイント阻害薬に関連した肝障害もAIHと類似の組織像を呈することがあるとされていたが，症例が蓄積されるにつれ，AIHというよりも実質炎主体の急性肝炎の症例が多いことがわかっている．免疫染色ではCD4陽性T細胞や形質細胞の浸潤は優位にAIHに多く見られ，免疫チェックポイント阻害薬に関連した肝障害では帯状壊死の頻度も低い[3]．また，免疫抑制剤をオフにできる症例の比率も高い．すなわち，免疫チェックポイント阻害薬で免疫寛容が破綻するため，理論上はAIH類似の病態が起こると信じられていたが，実際はそれと異なる症例が多いことが明らかとなった．

文献

1) Björnsson E, Talwalkar J, Treeprasertsuk S, et al：Drug-induced autoimmune hepatitis：clinical characteristics and prognosis. Hepatology 2010；51：2040-2048
2) Weiler-Normann C, Schramm C：Drug induced liver injury and its relationship to autoimmune hepatitis. J Hepatol 2011；55：747-749
3) Zen Y, Yeh MM：Hepatotoxicity of immune checkpoint inhibitors：a histology study of seven cases in comparison with autoimmune hepatitis and idiosyncratic drug-induced liver injury. Mod Pathol 2018；31：965-973

ポイント

- 臨床的に薬剤性肝障害の経過であっても，組織像がAIHに類似する症例では薬剤性肝障害が誘因となったAIHの可能性を考える必要がある．

症例 15　39 歳，女性

臨床診断：非代償性肝硬変

臨床経過：腹水，食道静脈瘤と肝硬変として前医から紹介．抗核抗体 40 倍を認めるも，自己免疫性肝疾患を示唆する所見に乏しい．またウイルスマーカーもすべて陰性であり，原因精査のため肝生検が施行された．

検査成績：AST 32 IU/L（13〜31），ALP 434 IU/L（109〜321），GGT 49 IU/L（9〜57），Total Bilirubin 1.3 mg/dL（0.3〜1.0），Total Protein 7.1 g/dL（5.6〜7.8），IgG 1,508 mg/dL（870〜1,700），抗核抗体 40 倍

肝生検像 （1 回目生検）

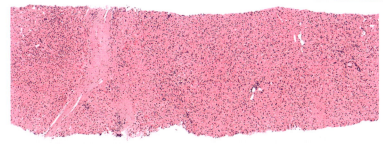
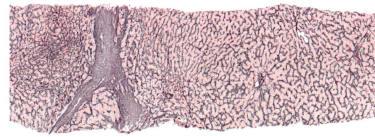

図 3-99 肝実質は線維性隔壁で分断されているが，それ以外の部位では小葉構造の乱れは目立たず，また肝硬変を示唆する再生結節も明らかでない．
下：鍍銀染色

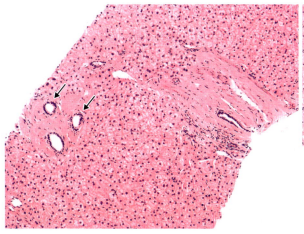

図 3-100 門脈域に炎症所見はみられない．また，胆管が複数認められ，奇異な所見である（矢印）．

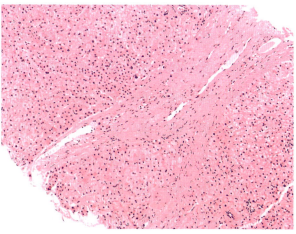

図 3-101 隔壁の炎症所見も乏しく，細胆管反応も見られず，慢性肝炎型や慢性胆汁うっ滞型を示唆する所見は見られない．

第3章 症例検討

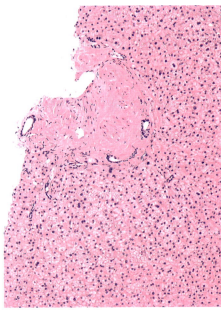
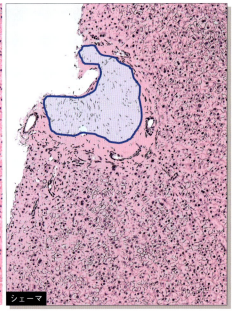

図 3-102 この門脈域では，青色の領域に平滑筋の束が認められ，異常に肥厚した血管壁と考えられる．

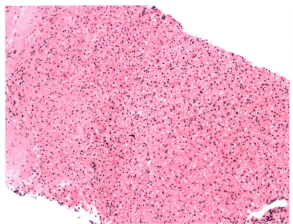

図 3-103 肝実質の肝細胞索の配列は保たれているが，肝細胞が小型の印象を受ける．実質炎も見られない．

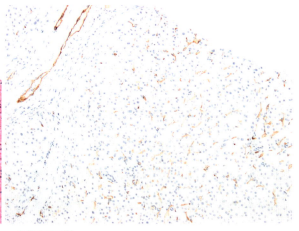

図 3-104 CD34 免疫染色では，通常陰性の類洞内皮に広く陽性像が確認される．

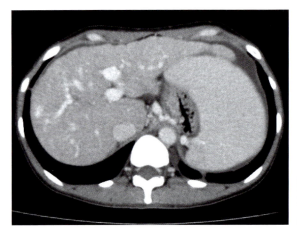

図 3-105 造影CT画像．肝表は凹凸不整で，右葉は萎縮し，脾腫を伴っており，画像的には肝硬変が疑われる．

■ 病理所見（1回目生検）

● 組織パターン

弱拡大で見ると肝実質を分断する線維性隔壁が見られるが，再生結節は明確でない（図3-99）．門脈域を見ると炎症細胞浸潤はほとんどなく，慢性肝炎型でも慢性胆汁うっ滞型でもなく，その他となる．

● 鑑別のポイント

また，門脈域には胆管の数が増えている（図3-100）．隔壁にも炎症や細胆管反応はほとんどない（図3-101）．また，別の門脈域では胆管に伴走する血管に異常に太い平滑筋からなる壁構造が確認される（図3-102）．この構造は肝動脈とも門脈とも解釈できず，異常血管である．肝実質の壊死炎症反応はほとんどないが，肝細胞が一様に小型化している印象を受ける（図3-103）．また，CD34の染色を行うと，正常肝では類洞内皮にCD34の発現は見られないが，本例ではCD34が比較的広く陽性であり，肝内の血行動態の異常が示唆される（図3-104）．肝硬変疑いの患者から採取された検体だが，病理学的には肝硬変の所見に乏しく，非硬変性門脈圧亢進症のほうが考えやすい．しかし，臨床的には図3-105に示すとおり，肝表が凹凸不整で，右葉が萎縮し，また肝静脈楔入圧も22 mmHg（正常7〜12）と上昇しており，臨床的には肝硬変が疑われたため，左葉からの再生検を行った．

肝生検像　（2回目生検）

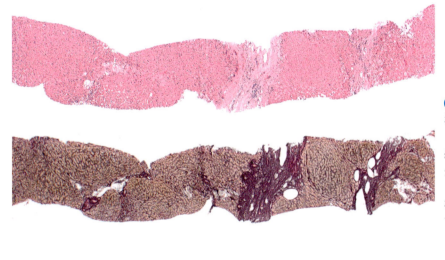

図3-106　2回目の生検では，線維化がより目立っており，太い線維性隔壁による実質の分断がみられる．ただし，肝硬変の所見は明確でない．
下：鍍銀染色

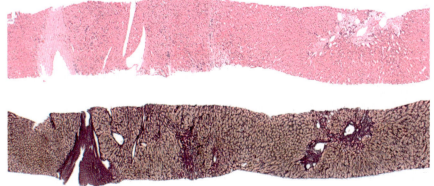

図3-107　一部では線維化の目立たない領域も混在する．
下：鍍銀染色

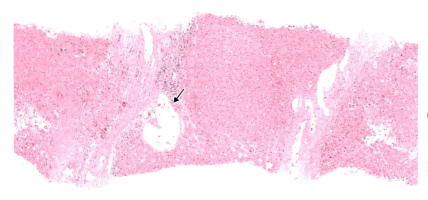

図 3-108 隔壁内の血管が拡張し，一部で周囲肝実質内に突出する（矢印）．Herniation と呼ばれる所見で，非硬変性門脈圧亢進症に特徴的である．

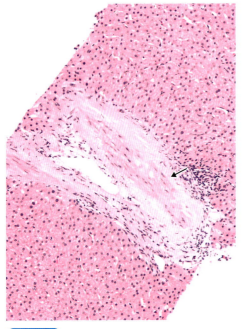

図 3-109 異常に厚い平滑筋性の血管壁が見られる（矢印）．異常筋性血管の存在が示唆される．

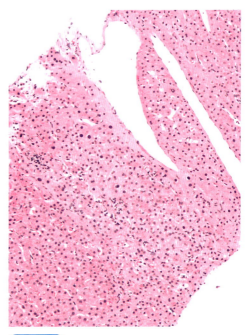

図 3-110 中心静脈周囲の肝細胞に配列の乱れがある．炎症は目立たない．

■ 病理所見（2回目生検）

　左葉の生検は1回目の右葉に比べて線維化が目立っており，実質を分断する隔壁が厚い（**図3-106**）．しかし，部位により線維化の程度に差があり，線維化の目立たない領域も混在している（**図3-107**）．隔壁内には拡張した血管が散見され，一部は周囲実質内に突出している（herniation）（**図3-108**）．また，1回目の生検でも見られたとおり，隔壁内に筋性の壁構築を有する大型血管も見られる（**図3-109**）．肝細胞の炎症所見には乏しいが，一部で配列の不整が確認される（**図3-110**）．これらの所見から，やはり肝硬変の所見はなく，非硬変性門脈圧亢進症と判断した．脾摘の適応と判断され，術中に肝臓を再度生検することとなった．

肝生検像　（3回目生検）

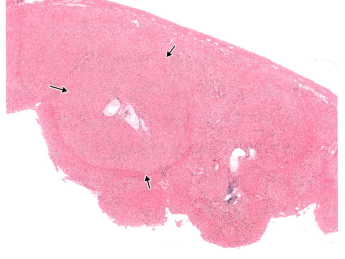

図3-111 3回目の楔状生検では，被膜直下に小結節の形成が見られる（矢印）．

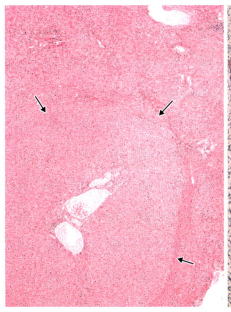
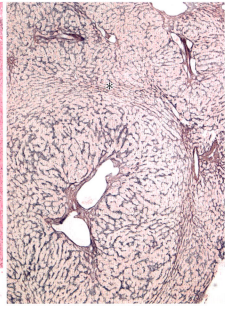

図3-112 観察された結節（矢印）は，肝硬変で見られる再生結節と異なり，結節周囲に線維性隔壁の取り囲みはなく，萎縮した肝細胞索で覆われる（＊）．結節性再生性過形成の所見である．
右：鍍銀染色

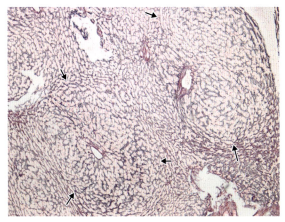

図3-113 鍍銀染色．結節（矢印）中央部に見られる構造は門脈域で中心静脈ではない．門脈域周囲の肝実質が過形成になっていることがわかる．

■ 病理所見（3回目生検）

肝表から楔状生検が行われ，弱拡大で結節形成が見られることがわかる（図3-111）．ただし，結節周囲には線維性隔壁の取り囲みはなく，肝硬変で見られる再生結節と異なる．結節周囲は萎縮した肝実質で構成され，また結節中央部には中心静脈でなく門脈域が見られ，結節性再生性過形成と判断される（図3-112, 113）．

診断

- Non-cirrhotic portal hypertension with nodular regenerative hyperplasia　結節性再生性過形成を伴う非硬変性門脈圧亢進症

解説

本例のように臨床的には門脈圧亢進症があるが，病理学的に肝硬変の所見がない病態を非硬変性門脈圧亢進症と呼ぶ．通常の肝硬変症例に比して，肝予備能が保たれている．このような症例では，肝生検の診断に「肝硬変の所見がない」ことを明記する必要がある．肝硬変症例とは治療方針が異なるため，本例のように1回の生検で確定できない場合は再生検も考慮し，慎重に診断する必要がある．非硬変性門脈圧亢進症は線維化がないといわれることがあるが，それは誤りで，本例のように架橋を形成する程度の線維化は出現する可能性がある．

非硬変性門脈圧亢進症を呈する病態として，特発性門脈圧亢進症（idiopathic portal hypertension），結節性再生性過形成（nodular regenerative hyperplasia），肝部分的結節化（partial nodular transformation；PNT），incomplete septal cirrhosis が挙げられる．これらは病理所見に基づく分類であるが，実際の症例ではこれらの像がオーバーラップするため明確に分類できないことも多い．本例では3回目の生検で，結節性再生性過形成の像が顕著であった．また，広義の意味で先天性肝線維症やバッド・キアリ症候群も非硬変性門脈圧亢進症に含まれるが，これらは別で取り扱うことが多い．

肝針生検は肝臓の一部しか見ていないため線維化を過小評価している可能性がある．たとえば，大結節性肝硬変の患者では，架橋形成しか見られず，再生結節の形成が不明瞭となる．本例でもその可能性を考慮する必要があるが，大結節性肝硬変では画像的に高度の変化や明瞭な再生結節が確認できるので，画像を参照するとよい．本例では図3-105に示すとおり，肝表のわずかな凹凸不整と右葉の萎縮を見る程度で，この程度の変化は結節性再生性過形成でも説明可能である．

また，非硬変性門脈圧亢進症と診断する際は，門脈血栓症がないことを確認してもらう必要がある．このことはとくに小児例で重要である．

ポイント

- 非硬変性門脈圧亢進症をきたす疾患を理解する．
- 線維性隔壁があるからといって安易に「肝硬変に矛盾しない」と診断せず，再生検をしてでも非硬変性門脈圧亢進症の可能性は慎重に否定する必要がある．

症例 16　56 歳，女性

臨床診断：原発性胆汁性胆管炎（PBC）

臨床経過：1 年 4 カ月前に肝機能異常に対して肝生検を行い，PBC, stage 2〜3 と診断された．その後内服薬にて胆道系酵素上昇の改善がみられたが，肝酵素の上昇は持続し，自己免疫性肝炎（AIH）の合併が疑われ生検が施行された．アルコール歴はない．

検査成績：AST 85 IU/L（13〜31），ALP 197 IU/L（109〜321），GGT 25 IU/L（9〜57），Total Bilirubin 0.5 mg/dL（0.3〜1.0），Total Protein 8.7 g/dL（5.6〜7.8），IgG 1,270 mg/dL（870〜1,700），抗核抗体 2,560 倍，抗ミトコンドリア M2 抗体陽性，ウイルスマーカーすべて陰性

肝生検像

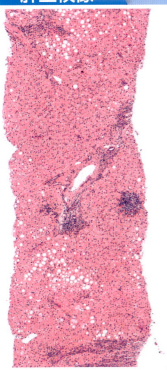

図 3-114　肝小葉構造は中等度に乱れ，門脈域は線維性に拡大し，集簇性のリンパ球浸潤を伴う．

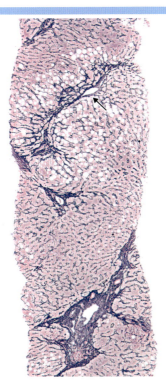

図 3-115　鍍銀染色．門脈域から伸びる線維性隔壁で実質が分断され，中心静脈周囲にも線維化を見る（矢印）．

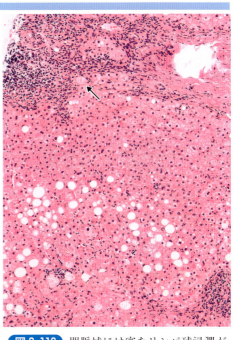

図 3-116　門脈域には密なリンパ球浸潤があり（矢印），軽い interface activity があるが，biliary type の変化は見られない．オルセイン染色も陰性だった．

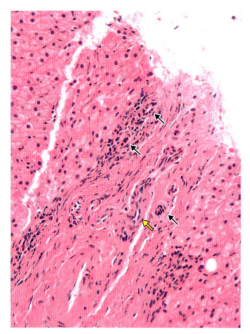

図 3-117 門脈域には小型の萎縮した胆管を見る（黒矢印）．伴走する動脈（黄矢印）と比較するとサイズが小さく，内腔がほとんど確認できない．

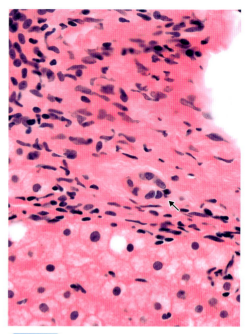

図 3-118 胆管上皮の配列は乱れている（矢印）．通常，胆管上皮は均等に分布し，類円形核を有するが，この胆管では核間距離が不均一で，核の形態にも変化が見られる．

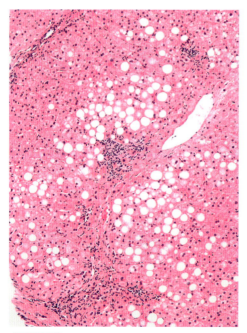

図 3-119 実質には大滴性の脂肪沈着が見られ，全体としては40％程度の肝細胞に脂肪沈着を認めた．

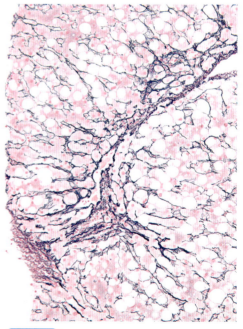

図 3-120 鍍銀染色．小葉中心部の肝細胞周囲を取り囲む特徴的な線維化が見られる．

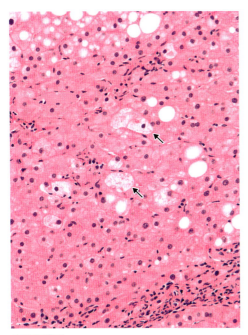

図 3-121 風船様腫大を示す肝細胞を散見する（矢印）.

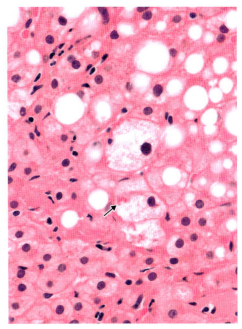

図 3-122 風船様腫大を示す肝細胞の細胞質に好酸性の凝集物を見る（矢印）.

■ 病理所見

● 組織パターン

　本例は PBC の診断が確定しており慢性胆汁うっ滞性変化の存在が示唆される．弱拡大像を見ると，肝小葉構造に中等度の乱れがあり，肝実質を分断する線維化を見る（図 3-114, 115）．また，門脈域に密な炎症細胞浸潤があり，慢性胆汁うっ滞性変化として矛盾しない像である（図 3-116）．ただし，biliary type interface activity や銅結合蛋白の沈着は見られない．PBC としては非典型的だが，すでに治療中であり，胆汁酸のうっ滞が解消されたためと解釈できる．

● 鑑別のポイント

　また，胆管の形態を詳しく見ると一部で萎縮した胆管が観察され（図 3-117），また別の部位では胆管上皮の配列が乱れている（図 3-118）．これらの所見も PBC として矛盾しないと考えられる．一方，実質には脂肪沈着が目立ち（図 3-119），中心静脈周囲で肝細胞周囲の線維化を見る（図 3-120）．このような線維化は PBC では説明がつかず，脂肪性肝障害の合併が示唆される．さらに，肝細胞の風船様腫大が所々で見られ，脂肪性肝炎に合致する像である（図 3-121）．腫大した肝細胞の細胞質に好酸性の凝集物を見るが，典型的なマロリ体は見られない（図 3-122）．組織パターンとしては，慢性胆汁うっ滞型と脂肪性肝障害型の混在したその他のパターンである．

診断

- Primary biliary cholangitis with features of moderately active steatohepatitis
  原発性胆汁性胆管炎と脂肪性肝炎の合併

解説

　本例は慢性胆汁うっ滞型の組織パターンとしては説明できない中心静脈から肝細胞周囲の線維化が見られ，脂肪性肝障害の合併が考えられた症例である．脂肪沈着は高頻度に見られる異常であり，慢性肝炎を含むいかなる肝疾患にも合併しうる．本例のように，肝細胞の風船様腫大が見られる場合，脂肪性肝炎の合併と診断する必要がある．胆汁うっ滞性肝障害でも進行すると，隔壁周囲の肝細胞に風船様腫大が見られ（胆汁酸うっ滞のため），脂肪性肝障害との鑑別が問題となることがあるが，特徴的な肝細胞周囲の線維化の有無が鑑別に有用である．脂肪性肝炎合併例の多くの症例では肝細胞周囲の線維化が見られるため，とくに風船様腫大を呈する細胞周囲を取り囲むような線維化が見られると脂肪性肝炎の存在が示唆される．

　他疾患に合併した脂肪性肝障害の診断は，単独病変の症例と同じ基準で行う．すなわち，実質炎と肝細胞の風船様腫大が確認できれば脂肪性肝炎となり，風船様腫大が確認できない症例は単純性脂肪肝の合併となる．

ポイント

- 一つのパターンで説明できない変化が見られる際，二つの疾患の合併を考える必要がある．
- 合併する疾患でもっとも多いのは，脂肪性肝障害（単純性脂肪肝，脂肪性肝炎を含む）である．
- 他疾患に合併した脂肪性肝障害は，単独病変と同じ基準で診断・分類する必要がある．

症例17　23歳，男性

臨床診断：急性肝炎

臨床経過：生来健康の大学生で，1週間前から発熱があり，3日前から腹痛も認めた．その後，改善しないため前医を受診．そこで高度の肝機能異常を指摘され急性肝炎と診断された．前医で撮影した造影CTでは，肝静脈の造影が不良で，肝臓はうっ血によると思われるまだらな造影効果を示した．バッド・キアリ症候群の可能性もあり，当院に紹介受診となった．当院で撮影したCTではうっ血所見は改善していた．1週間前からサプリメントを服用している．

検査成績：AST 188 IU/L（13〜31），ALT 778 IU/L（10〜42），ALP 236 IU/L（109〜321），GGT 107 IU/L（9〜57），Total Bilirubin 1.9 mg/dL（0.3〜1.0），Total Protein 5.4 g/dL（5.6〜7.8），IgG 786 mg/dL（870〜1,700），抗核抗体陰性，ウイルスマーカーすべて陰性

肝生検像

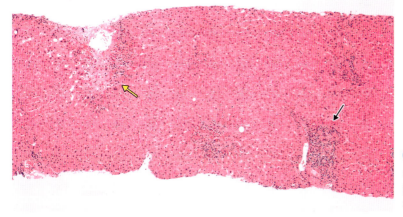

図 3-123 肝小葉構造は保たれており，門脈域の炎症細胞浸潤（黒矢印）と中心静脈周囲の帯状壊死を見る（黄矢印）．

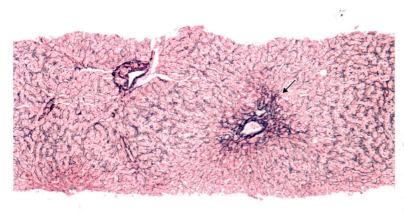

図 3-124 鍍銀染色．線維化も軽度で，帯状壊死の部位に一致して，細網線維が重合している．虚脱（collapse）による変化が示唆される（矢印）．

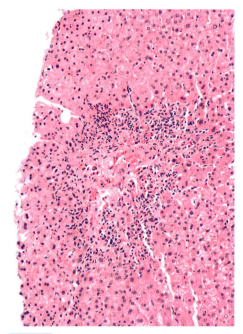

図 3-125　中心静脈周囲の肝細胞は領域性に脱落し，その部位には比較的密な炎症細胞浸潤を伴う．

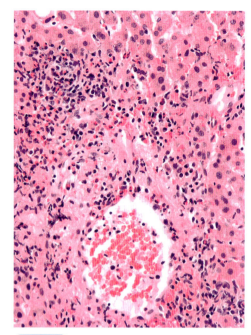

図 3-126　この中心静脈では，内皮下に密な炎症細胞浸潤があり，内皮炎の像を呈する．

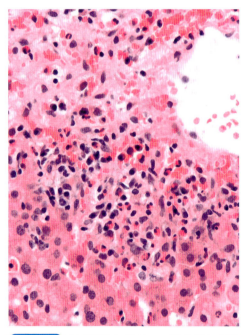

図 3-127　浸潤細胞にはリンパ球以外に多数の好酸球が観察される．

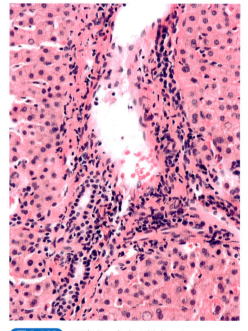

図 3-128　門脈域の炎症は軽度である．

症例 17

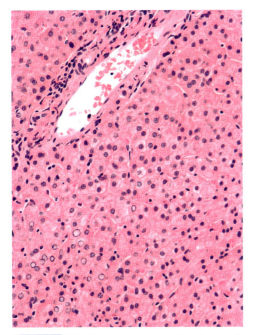

図 3-129　中心静脈周囲の強い壊死炎症反応に比して，他領域の肝実質では炎症所見は軽微にとどまる．

病理所見

● 組織パターン

弱拡大で観察すると，肝小葉構造はおおむね保たれている（図 3-123, 124）．門脈域にリンパ球浸潤があるがその程度は軽い．一方，実質では中心静脈周囲に帯状壊死が存在することがわかる（図 3-123）．線維化も軽度であるが，帯状壊死の部位に一致して虚脱（collapse）によると思われる線維の重合を見る（図 3-124）．これらの所見から急性肝炎型と考えられる．

● 鑑別のポイント

中心静脈周囲の帯状壊死部では炎症細胞浸潤が目立ち（図 3-125），一部では内皮下への浸潤による内皮の障害像が明瞭で内皮炎の像と考えられる（図 3-126）．リンパ球以外に多数の好酸球浸潤が見られる（図 3-127）．形質細胞も散見されるが，多くはない．一方，門脈域の炎症所見は軽度で，インターフェース肝炎はなく，形質細胞浸潤もほとんどない（図 3-128）．小葉中心部の炎症が強いが，門脈域周囲の実質はよく保たれ，肝細胞壊死は目立たない（図 3-129）．

診断

- Isolated centrilobular zonal necrosis, suggestive of drug-induced liver injury
  孤在性小葉中心性帯状壊死，薬剤性肝障害疑い

解説

本例の特徴は中心静脈周囲選択的な肝細胞障害である．小葉中心性の帯状壊死がほとんどの領域で見られるのに対し，門脈域周囲の実質の炎症は目立たない．また，門脈域の炎症も軽微にとどまる．このような変化は，isolated centrilobular zonal necrosis や isolated central perivenulitis などと呼ばれる．鑑別疾患は自己免疫性肝炎（AIH）と薬剤性肝障害である．本例では古典的な AIH を示唆するほどの活動性炎症ではなく，臨床的に IgG と抗核抗体の上昇もなく AIH は考えにくい．

病理学的にも好酸球浸潤が目立っており，薬剤性肝障害が示唆される．服薬歴はなかったが，1 週間前からサプリメントを飲んでおり，それが原因となった可能性がある．

なぜ，薬剤性肝障害でこのような選択的な肝細胞障害が生じるのだろうか？　これは肝小葉内の酵素の分布と関連している．門脈域周囲と中心静脈周囲では発現している酵素に違いがあり，そのなかには薬剤代謝に関連するものが含まれる．そのため，小葉中心部で薬剤代謝がより亢進し，肝

細胞障害を惹起する分子の濃度も高くなると推定される.

一方，自己免疫関連の肝障害でもまれに本例のように選択的な小葉中心性壊死をきたすことがある[1]．血清学的な自己免疫異常があり，服薬歴のない患者でこのような組織像を呈し，ステロイドに良好な反応を示す．そのような症例のなかには再燃時に古典的 AIH すなわち形質細胞の豊富な慢性活動性肝炎に移行する例があり，中心静脈周囲の肝炎は AIH の初期病変と理解できる[1]．また，興味深いことに再燃したときも初発時と同様に選択的な小葉中心性壊死を呈し，門脈域の炎症がほとんど見られないことがある[1]．そのような症例が AIH の亜型なのか，異なる病態なのかに関してはいまだ明確にされていない．

文献

1) Zen Y, Notsumata K, Tanaka N, et al：Hepatic centrilobular zonal necrosis with positive antinuclear antibody：a unique subtype or early disease of autoimmune hepatitis? Hum Pathol 2007；38：1669-1675

ポイント

- 小葉中心部の肝細胞が選択的に障害される病態では AIH と薬剤性肝障害を鑑別に挙げる．
- そのような組織像を示す AIH には，古典的 AIH に移行する症例と，再燃時も同じ組織像を呈する症例がある．

症例 18　56歳，女性

臨床診断：非アルコール性脂肪性肝炎（NASH）疑い

臨床経過：10カ月間前に関節リウマチと診断され，その後メトトレキサートで治療されていた．治療中，肝酵素の上昇が持続し，次第に上昇傾向を示したためメトトレキサートを中止したが，肝胆道系酵素が依然高値のため，肝生検が施行された．腹部超音波検査では脂肪肝を指摘されている．アルコール多飲歴はない．

検査成績：AST 191 IU/L（13〜31），ALT 187 IU/L（10〜42），ALP 707 IU/L（109〜321），GGT 148 IU/L（9〜57），Total Bilirubin 0.4 mg/dL（0.3〜1.0），Total Protein 9.5 g/dL（5.6〜7.8），IgG 1,014 mg/dL（870〜1,700），抗核抗体陰性，ウイルスマーカーすべて陰性

肝生検像

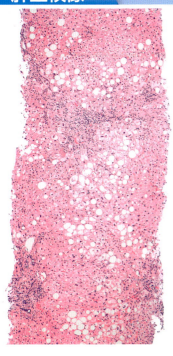

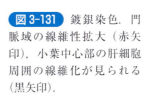

図 3-130　弱拡大では実質を分断する線維化と脂肪沈着が見られる．

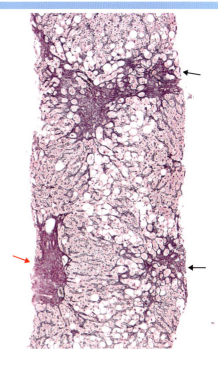

図 3-131　鍍銀染色．門脈域の線維性拡大（赤矢印），小葉中心部の肝細胞周囲の線維化が見られる（黒矢印）．

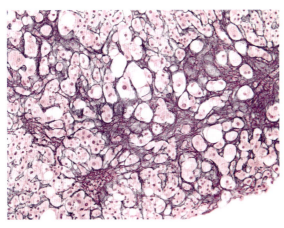

図 3-132　鍍銀染色．中拡大にすると，肝細胞周囲を取り囲む特徴的な線維化が明瞭となる．

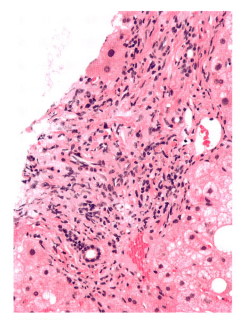

図 3-133 門脈域は線維性に拡大するが炎症所見は軽度にとどまる．

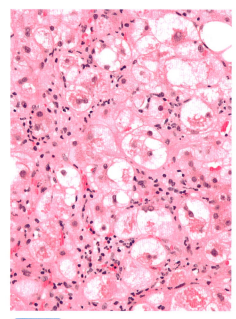

図 3-134 実質では脂肪沈着に加えて肝細胞の風船様腫大が目立つ．

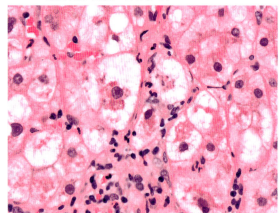

図 3-135 腫大した肝細胞内には好酸性の凝集物が見られる．

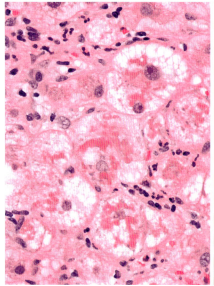

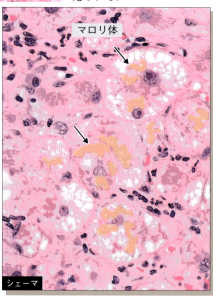

図 3-136 マロリ体の形成も多数見られる（矢印）．

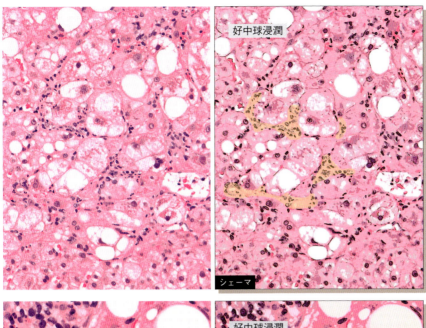

図3-137 肝細胞間に浸潤する炎症細胞には好中球が多数含まれる．

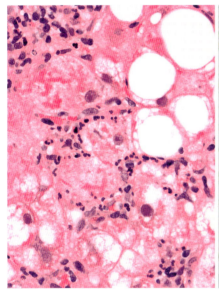
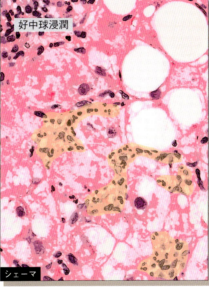

図3-138 強拡大では，好中球は分葉核を有する炎症細胞として同定できる．

病理所見

● 組織パターン

弱拡大で観察すると線維化巣が散見され，隔壁状の線維化が実質を分断しており，中等度の小葉構造の乱れがある（図3-130, 131）．実質には大滴性の脂肪沈着が目立ち（図3-130），また鍍銀染色では肝細胞周囲の線維化が確認され（図3-132），脂肪性肝障害型の組織パターンと認識できる．

● 鑑別のポイント

門脈域は軽度に拡大するが，炎症細胞浸潤は軽度にとどまる（図3-133）．実質では，脂肪沈着に加えて肝細胞腫大が著明である（図3-134, 135）．大型化した肝細胞内には好酸性の凝集物が見られ，一部ではマロリ体を形成している（図3-136）．さらに，本例で特徴的なのは，好中球浸潤が目立つ点である．腫大した肝細胞の周囲を中心とした多数の好中球が見られ，集簇傾向が見られる（図3-137, 138）．これらの組織所見から，活動性の高い脂肪性肝炎が考えられる．

診断

- Steatohepatitis due to methotrexate toxicity　メトトレキサートによる薬剤性の脂肪性肝炎

解説

　本例は組織学的に脂肪性肝炎と診断できる．原因に関しては，アルコール多飲歴はなく，肥満などのNASHの素因も明確でなく，メトトレキサートによる肝障害がもっとも考えられる．組織学的にも代謝異常に伴う通常のNASHよりも活動性が高く，肝細胞の風船様腫大（ballooning）やマロリ体が目立つ．さらに，好中球浸潤が見られ，この所見も脂肪性肝炎によるものと解釈できる．活動性の高い脂肪性肝炎，とくにアルコール性肝炎では，好中球浸潤が見られることが知られており，腫大した肝細胞周囲を取り囲むように分布する．この変化はかなり活動性の高い脂肪性肝炎でしか見られず，通常のNASHで見ることは少ない．その点も，本例が代謝異常に伴うNASHでなく，薬剤性の脂肪性肝炎を示唆している．薬剤性の脂肪性肝炎で頻度が高いのはメトトレキサート，タモキシフェン，イリノテカンが挙げられる．

　本例はその後もメトトレキサートの服用は中止され，ビタミンDの投与で，肝機能異常は軽快した．1年後に採取した肝生検では，線維化，炎症，脂肪化のいずれもかなり改善していた（図3-139, 140）.

　メトトレキサート服用中の患者から肝生検を施行した際，脂肪性肝炎以外に注意しなければならない疾患はメトトレキサート関連リンパ増殖性疾患である．メトトレキサートによる免疫抑制のためEBVの再活性化が生じ，リンパ増殖症が引き起こされる．この疾患は低悪性度病変からリンパ腫までのスペクトラムがあり，低悪性度病変では大型異型リンパ球は少数であり，その診断には注

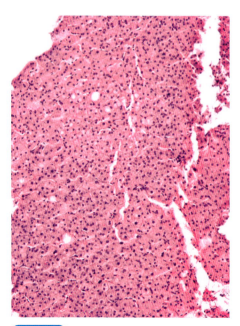

図3-139　治療後の肝生検．脂肪沈着はごく一部で見るのみで，肝細胞腫大や炎症所見はほぼ消失している．

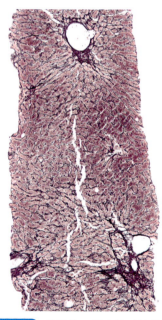

図3-140　治療後の肝生検（鍍銀染色）．肝細胞周囲の線維化が一部で残存するが，線維化は全体的にかなり改善している．

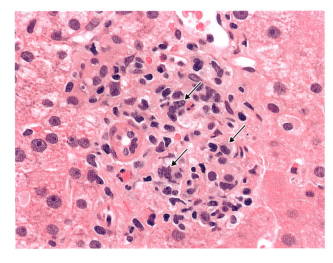

図 3-141 参考症例．メトトレキサート治療歴のある患者から採取された肝生検で，門脈域に大型核を有する異型細胞が見られる（矢印）．

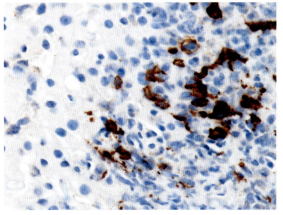

図 3-142 参考症例．大型異型リンパ球はCD20に陽性で，B細胞と考えられる（CD20免疫染色）．

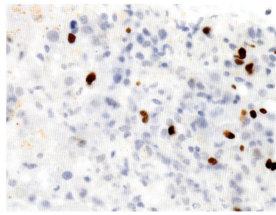

図 3-143 参考症例．大型異型リンパ球はEBER陽性である（EBER染色）．

意を要する（**図 3-141**）．診断にはEBVに対するEBER *in situ* hybridizationが有用で，大型細胞に陽性となる（**図 3-142，143**）．

ポイント

- メトトレキサートは脂肪性肝炎を起こしうる．
- 代謝異常に伴うNASHに比して薬剤性の脂肪性肝炎は活動性が高いことがある．
- メトトレキサート服用中の患者では，EBV関連のリンパ増殖症を常に鑑別に挙げる必要がある．

症例 19　50歳，男性

臨床診断：ネフローゼ症候群

臨床経過：検診で蛋白尿を指摘され，近医受診し，ネフローゼ症候群の診断となった．また，胸水貯留を伴っており，心不全の合併も疑われ，紹介受診となった．来院時，胆道系酵素の上昇を認め，精査目的に肝生検と腎生検が施行された．

検査成績：AST 17 IU/L（13～31），ALT 20 IU/L（10～42），ALP 660 IU/L（109～321），GGT 374 IU/L（9～57），Total Bilirubin 0.8 mg/dL（0.3～1.0），Total Protein 4.8 g/dL（5.6～7.8），IgG 348 mg/dL（870～1,700），抗核抗体陰性，ウイルスマーカーすべて陰性

肝生検像

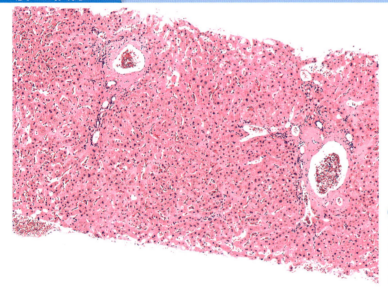

図 3-144 弱拡大で見ると門脈域の軽い拡大と肝細胞索の配列の部分的な乱れがあるが，特定の組織パターンを示唆する所見は見られない．

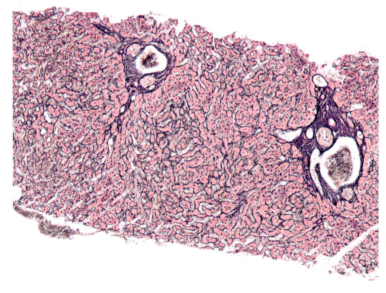

図 3-145 線維化も軽度にとどまり，肝小葉構造は保たれる（鍍銀染色）．

症例 19

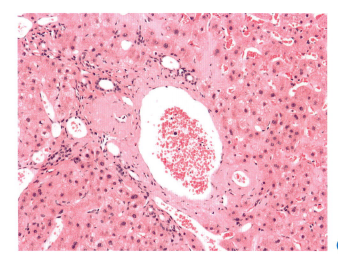

図 3-146　門脈域の炎症は目立たない.

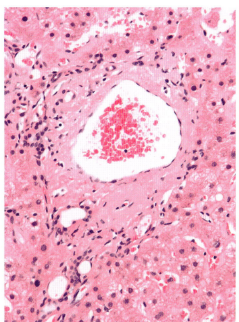
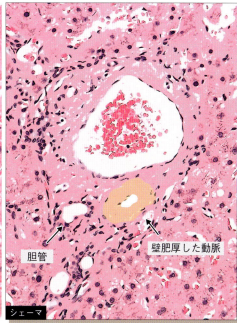

図 3-147　詳細に観察すると，門脈や胆管に比して動脈の内腔が不明瞭で，壁が肥厚していることが分かる．図 3-146 を見返すと，そちらにも壁肥厚した動脈が見られる.

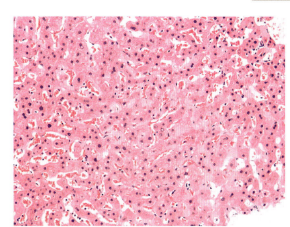

図 3-148　実質では壊死炎症反応に乏しく，弱拡大では組織変化に乏しい印象を受ける.

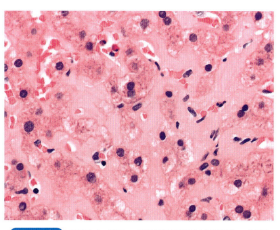

図 3-149　強拡大では，肝細胞周囲に好酸性，無構造の沈着物が観察される.

第3章　症例検討

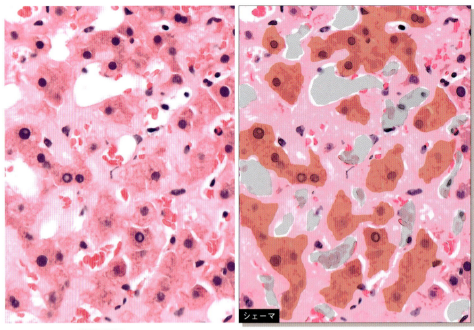

図 3-150　肝細胞を橙，類洞内腔を灰色にマッピングすると，沈着物はその間，すなわちディッセ腔に沿って分布することがわかる．

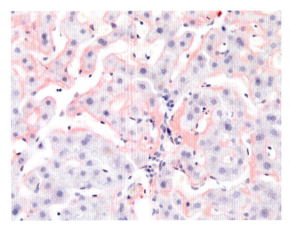

図 3-151　ダイレクトファーストスカーレット染色で，肝細胞周囲の沈着物は桃色に陽性となる．

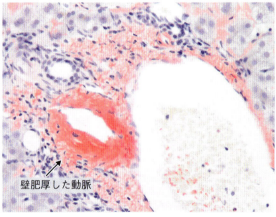

図 3-152　ダイレクトファーストスカーレット染色で，肥厚した動脈壁だけでなく，門脈域の結合組織も陽性となる．

■ 病理所見

● 組織パターン

　弱拡大で組織パターンを確認すると，肝小葉構造は保たれ，線維化や炎症は目立たず，また胆汁うっ滞も見られず，いずれの組織パターンにも該当しないその他のパターンである（**図 3-144, 145**）．

● 鑑別のポイント

　拡大を上げて門脈域を観察すると，炎症細胞浸潤はほとんど見られず，組織変化が軽いことがわかる（**図 3-146**）．しかし，門脈と胆管に比して，動脈が不明瞭で，内腔が狭小化している（**図 3-147**）．正常では胆管と動脈は同じサイズだが，動脈壁が好酸性に肥厚して狭窄していることがわかる．実質の組織変化も一見すると軽度にとどま

り，炎症細胞浸潤や肝細胞壊死はほとんど見られない（図 3-148）．しかし強拡大では，肝細胞周囲に好酸性物質の沈着が見られる（図 3-149）．その物質は肝細胞の類洞側に分布し，肝細胞と内皮の間，すなわちディッセ腔に沿っていることがわかる（図 3-150）．ダイレクトファーストスカーレット染色（アミロイド染色）を行うと，肝細胞周囲の沈着物だけでなく，肝動脈壁や門脈域の間質に陽性像が見られる（図 3-151，152）．

診断

- Amyloidosis　アミロイドーシス

解説

本例は，腎生検でもアミロイドの沈着が見られ，全身性アミロイドーシスと考えられた．骨髄にもアミロイドの沈着を認めたが，多発性骨髄腫を含め，基礎疾患は同定されず，その後の解析で原発性 AL 型アミロイドーシスと診断された．

アミロイドーシスの肝生検所見はさまざまな部位にアミロイド沈着が見られる．本例で見られたように，動脈壁，門脈域の間質，肝細胞周囲のディッセ腔以外に，胆管の上皮下に沈着することもある．また，肝細胞周囲の沈着ではびまん性の沈着以外に，球状や結節状の沈着が見られること

がある．球状のアミロイド沈着のみを呈する症例は leukocyte chemotactic factor 2-associated amyloidosis（ALect2）であることが多いが，それを除くとアミロイドーシスのタイプと沈着パターンには明確な相関はない[1]．

文献

1) Bellamy C, Burt AD : The liver in systemic disease. In : Burt AD, Ferrell LD, Hübscher SG, eds : MacSween's Pathology of the Liver. 966-1018, Elsevier, Edinburgh, 2018

ポイント

- アミロイドーシスは肝組織のさまざまな部位にアミロイドの沈着が見られる．
- 組織所見が軽微にとどまることもあり，HE 染色でわずかな沈着を見逃してはいけない．
- 頻度の高い沈着部位は動脈壁と肝細胞周囲のディッセ腔である．

症例 20　15歳，男性

臨床診断：肝機能異常

臨床経過：倦怠感を主訴に前医受診し，肝機能異常を指摘された．自己抗体陽性など自己免疫異常があり，自己免疫性肝疾患が疑われ肝生検が施行された．

検査成績：AST 354 IU/L（10〜50），ALP 688 IU/L（30〜130），GGT 309 IU/L（1〜55），IgG 50.09 g/L（6.3〜18.1），抗核抗体 陰性，抗平滑筋抗体 陽性，肝炎ウイルスマーカーすべて陰性

肝生検像

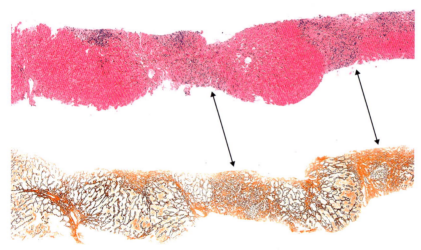

図 3-153　肝小葉構造は高度に乱れており，実質が広い線維性隔壁で分断されている（矢印）．慢性肝炎型もしくは慢性胆汁うっ滞型が疑われる像である．
下：鍍銀染色

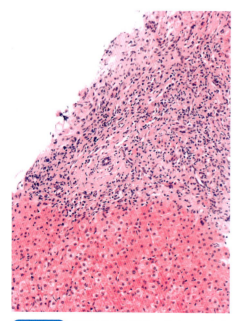

図 3-154　門脈域は線維性に拡大し，高度の炎症細胞浸潤がみられる．

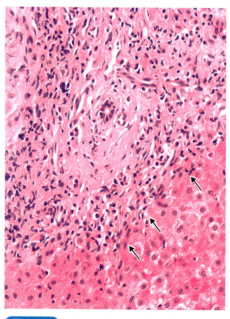

図 3-155　限界板は炎症細胞浸潤を伴って不整となり，インターフェース肝炎の像を呈する（矢印）．

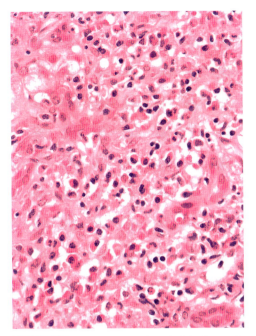

図 3-156 門脈域に浸潤する炎症細胞には多数の形質細胞が含まれる．

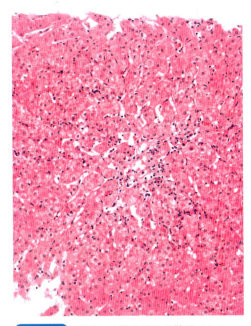

図 3-157 実質には巣状壊死が散見される．

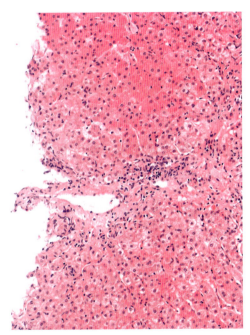

図 3-158 中心静脈周囲にも軽い炎症細胞浸潤がある．

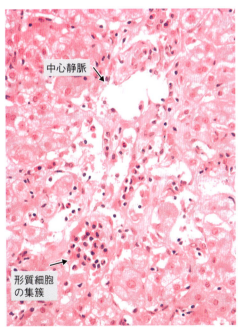

図 3-159 この中心静脈周囲では肝細胞の配列が疎となり，細胞脱落が示唆される．また，形質細胞の集簇があり，中心静脈周囲炎と考えられる．

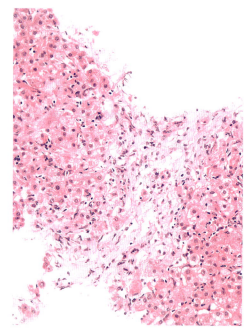

図 3-160　隔壁の一部ではスリット状の空隙が観察され，間質の虚脱（collapse）を見ているものと考えられる．すなわち，強い肝細胞障害が示唆される．

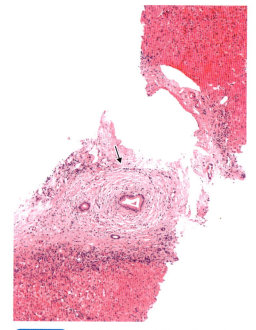

図 3-161　この門脈域では同心円状の胆管周囲線維化を見る（矢印）．

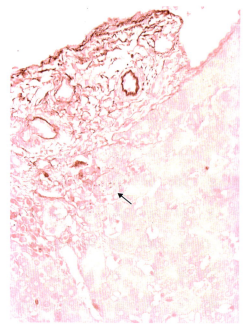

図 3-162　オルセイン染色で銅結合蛋白の沈着を見る（矢印）．

病理所見

● 組織パターン

　弱拡大で観察すると幅の広い線維性隔壁で実質が分断され，一部で肝実質が結節状となっており，慢性肝炎型と慢性胆汁うっ滞型が鑑別になる像である（図 3-153）．

● 鑑別のポイント

　門脈域には密な炎症細胞浸潤があり，インターフェース肝炎を伴う（図 3-154，155）．さらに，門脈域に浸潤する炎症細胞には多数の形質細胞が含まれ，所々で集簇している（図 3-156）．実質にも壊死炎症反応が中等度に観察され，肝細胞壊死や炎症細胞浸潤が見られる（図 3-157）．とくに，中心静脈周囲では肝細胞脱落があり，形質細胞浸潤も伴っており，中心静脈周囲炎の像である（図 3-158，159）．また，線維性隔壁と考えられた領域の一部にはスリット状の空隙が見られ，真の線維化ではなく，間質の虚脱（collapse）を見ているものと考えられる（図 3-160）．これまでの組織変化

は自己免疫性肝炎（AIH）として矛盾しないものであるが，一つの門脈域で同心円状の胆管周囲の線維化があり（図3-161），その門脈域周囲の肝細胞にはオルセイン染色で銅結合蛋白の沈着が確認される（図3-162）．すなわち，最終的には慢性胆汁うっ滞型と評価される．

診断

- Primary sclerosing cholangitis/autoimmune sclerosing cholangitis　原発性硬化性胆管炎

解説

本例は全体的に強い肝炎性変化を示し，インターフェース肝炎，形質細胞浸潤，間質の虚脱を伴い，AIH類似の組織変化であった．しかし，一部で慢性胆汁うっ滞型を示唆する銅結合蛋白の沈着があり，原発性硬化性胆管炎（PSC）に特徴的な胆管周囲の線維化が確認された．これらのことから，小児のPSCと診断される．

小児のPSC（とくに17歳以下）は成人例と異なり，AIH様の組織学的変化を示すことが多い．つまり，密な門脈域の炎症細胞浸潤や，インターフェース肝炎が高頻度に見られる．そのため，小児の自己免疫性肝疾患の生検では，慢性肝炎型の組織パターンが主体であったとして，わずかな慢性胆汁うっ滞型の所見を見落とさない必要がある[1]．たとえば，本例でもし同心円状の胆管周囲の線維化が確認できず，銅結合蛋白の沈着のみであったとしても，PSCの可能性を考慮して，ERCPやMRCPによる胆管の評価をリクエストする十分な根拠になる．

臨床的にも，自己抗体の出現頻度が高く，AIHとの鑑別や異同が問題となる．そのため，小児の硬化性胆管炎は，autoimmune sclerosing cholangitisやAIH/PSCオーバーラップと呼ばれることもある．成人と異なりステロイドが有効で，少なくとも初期には何らかの改善がみられ，まれに完全寛解することもある[2]．しかし，ステロイドに反応するのは肝炎性変化が主体で，胆管障害は持続し，中長期的には多くの症例は肝不全に進行していく．AIHよりも予後不良であるため，PSCとAIHを発症時に鑑別することは非常に重要であり，小児例でAIHを診断するときは，胆汁うっ滞性疾患を示唆する所見の有無に関して注意深く観察しなければならない．

文献

1) Portmann B, Zen Y：Inflammatory disease of the bile ducts-cholangiopathies：liver biopsy challenge and clinicopathological correlation. Histopathology　2012；60：236-248
2) Gregorio GV, Portmann B, Karani J, et al：Autoimmune hepatitis/sclerosing cholangitis overlap syndrome in childhood：a 16-year prospective study. Hepatology　2001；33：544-553

ポイント

- 小児期のPSCは臨床像も病理組織像もAIHに類似するため，わずかな胆汁うっ滞性変化を見逃してはいけない．
- 胆汁うっ滞性変化が軽微であってもPSCが否定できないときは，胆道系の画像検査を積極的にリクエストすべきである．

症例 21　69歳，男性

臨床診断：薬剤性肝障害疑い

臨床経過：Stage Ⅳの原発性肺腺癌と診断され，シスプラチンベースの化学療法が施行された．当初は stable disease であったが，腫瘍増大が確認されたため，PD-1 阻害薬に変更．初回投与 10 日後から，発熱倦怠感，食欲不振などの症状を自覚し，1 カ月後からは皮疹と肝機能異常を認めた．原因精査のため肝生検が施行された．

検査成績：AST 651 IU/L（13～30），ALP 1,253 IU/L（106～322），GGT 310 IU/L（13～64），IgG 1,777 mg/dL（861～1,747），抗核抗体 80 倍，抗ミトコンドリア抗体陰性，肝炎ウイルスマーカーすべて陰性

肝生検像

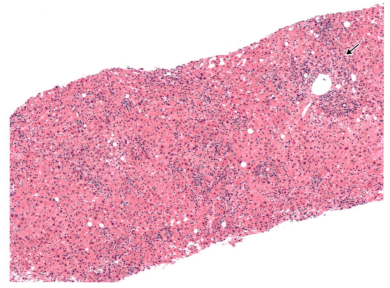

図 3-163　肝実質全体に炎症細胞浸潤が見られる．門脈域（矢印）にも炎症細胞浸潤があるが，炎症の首座は実質にあることがわかる．

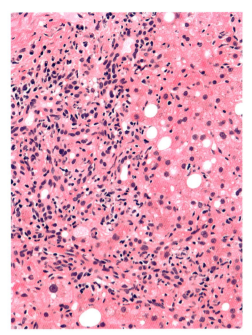

図 3-164 門脈域にはリンパ球浸潤があり，インターフェース肝炎を伴う．細胆管反応も見られる．

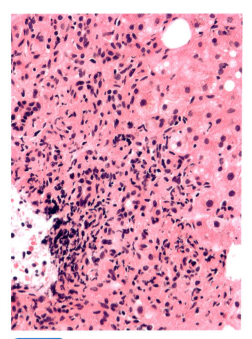

図 3-165 リンパ球浸潤により限界板が破綻し，インターフェース肝炎を呈する．形質細胞は目立たない．

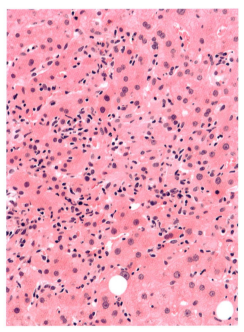

図 3-166 実質には多数の巣状壊死を見る．

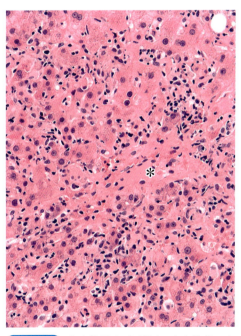

図 3-167 中心静脈（＊）周囲にも中等度の実質炎があるが，帯状壊死は見られない．形質細胞は少数散見されるが，全体的には目立たない．

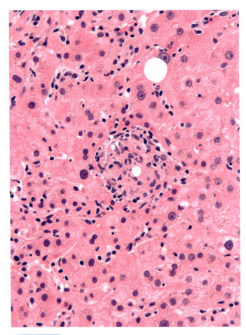
図 3-168 実質内に小型の類上皮肉芽腫を見る.

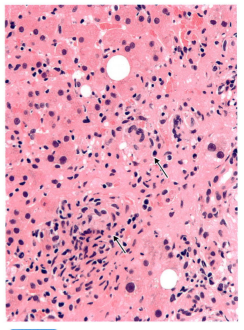
図 3-169 組織球が集簇して肉芽腫性変化を呈する（矢印）.

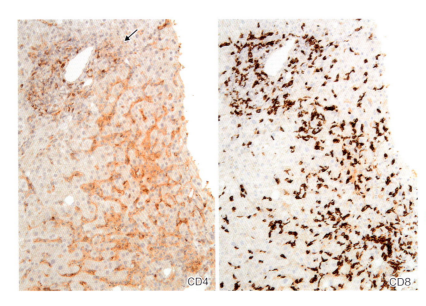
図 3-170 CD4 陽性細胞は門脈域に少数見るのみである（矢印）．一方，CD8 陽性細胞は門脈域と実質内に多数観察される．

■ 病理所見

● 組織パターン

弱拡大では，肝小葉構造はおおむね保たれている．門脈域と実質の両方に炎症所見が見られるが，実質の変化が優勢で急性肝炎型のパターンと考えられる（図 3-163）．

● 鑑別のポイント

門脈域には軽度〜中等度のリンパ球を主体とした炎症細胞浸潤があり，hepatitic type の interface activity（インターフェース肝炎）を呈する（図 3-164, 165）．細胆管反応も見られるが，胆道系疾患を示唆する所見は明らかでない．実質には多数の巣状壊死が見られ，好酸体も伴う（図 3-166）．小葉中心部にも同様の実質炎が見られる

が，帯状壊死は見られない（**図 3-167**）．また，形質細胞も少数散見されるが，全体的に多くはない．肝細胞には大小不同があり，多核の細胞も出現する．10％の肝細胞に大滴性の脂肪沈着を見る．数カ所で小型の類上皮肉芽腫の形成が見られる（**図 3-168, 169**）．肉芽腫内に壊死は伴わない．免疫染色では CD4 陽性細胞よりも CD8 陽性細胞が圧倒的に多く見られた（**図 3-170**）．

> **診断**
> - Panlobular hepatitis with moderate activity and small granulomas, consistent with hepatotoxicity of the immune checkpoint inhibitor　免疫チェックポイント阻害薬による肝障害

解説

　免疫チェックポイント阻害薬が使用されるようになり，さまざまな臓器に炎症が生じることがわかり，免疫関連有害事象（immune-related adverse events；irAE）と呼ばれている．現在使用されている免疫チェックポイントの多くは，抗 PD-1 抗体（ニボルマブ，ペンブロリズマブ），抗 CTLA4 抗体（イピリムマブ）である．PD-1 と CTLA4 は主として T 細胞，とくに細胞障害性 T 細胞に発現しており，免疫チェックポイント阻害薬はこれらの分子を介した T 細胞の不活性化を阻害する．しかし，T 細胞は生体内の免疫寛容にも関与しており，免疫チェックポイント阻害薬がその寛容を破綻させることで，irAE が生じると考えられている．当初肝臓では自己免疫性肝炎（AIH）類似の変化が生じると考えられていたが，irAE と AIH には組織学的に違いがあることがわかっている．

　肝臓の irAE は実質炎を主体とした肝炎性変化を示す．われわれの7例の検討では，AIH で見られるような帯状壊死や形質細胞浸潤（強拡大1視野に10個以上）は1例に認めるのみだった（**図 3-171, 172**）[1]．好酸球浸潤（強拡大1視野5個以上）は2例で観察された．AIH や肝炎型の薬剤性肝障害と比較すると，形質細胞浸潤と帯状壊死は AIH に比して irAE で有意に少なかった．また，薬剤性肝障害に比して irAE では胆汁うっ滞や好酸球浸潤が見られる頻度が低い．免疫染色を行うと，AIH と比較すると irAE では CD20 陽性 B 細胞，CD3 陽性 T 細胞数は少なく，とくに CD20 陽性細胞数が少ないため，CD20/CD3 陽性細胞比が有意に低下する．また，CD8 陽性細胞が多いのも irAE の特徴で，CD4/CD8 陽性細胞比は irAE では平均約10％，AIH では平均約45％とかなりの差が見られる[1]．しかし，この比率は症例によって差があるので，診断に際しては参考所見として用いるのが適当と思われる．CD8 陽性細胞の比率が高くなるのは，PD-1 や CTLA4 をブロックすると細胞障害性 T 細胞の抑制が解除されるためと想像される．つまり，irAE は AIH に比較すると，CD4 陽性 T 細胞や B 細胞の活性化よりも，CD8 陽性 T 細胞が組織障害により深く関与していると思われる．

　それ以外にも irAE で見られる変化が知られている．肝炎だけでなく胆管炎を呈することもあり，原発性硬化性胆管炎（PSC）類似の胆管障害を示すことがある．肝生検で，胆道系疾患を示唆するような細胆管炎，biliary type interface activity，強い胆管障害が見られた場合はその可能性も念頭に，胆道系の精査をリクエストするとよい．また，マクロファージの集簇は，とくにイピリムマブ使用例でよく見られ，本例で見られたような肉芽腫形成を伴うこともある．

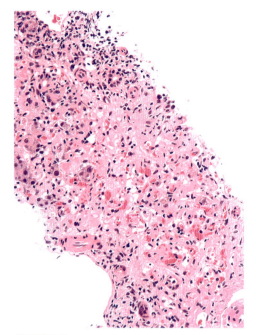

図 3-171 参考症例．実質の壊死が高度で，ほぼ小葉全体の肝細胞が脱落している．このような強い壊死も irAE でまれに見られる．

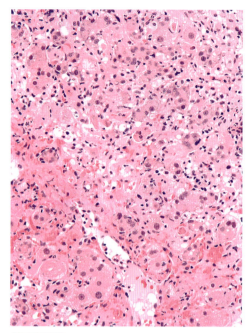

図 3-172 参考症例．小葉中心部に帯状壊死があり，周囲の肝細胞には多核化が目立ち，AIH に類似している．こういった変化も irAE でまれに見られる．

文献

1) Zen Y, Yeh MM：Hepatotoxicity of immune checkpoint inhibitors：a histology study of seven cases in comparison with autoimmune hepatitis and idiosyncratic drug-induced liver injury. Mod Pathol 2018；31：965-973

> **ポイント**
> - 免疫チェックポイント阻害薬による肝障害は AIH に類似の像を示すといわれていたが，AIH と比較して形質細胞浸潤や小葉中心部の壊死が目立たないことが多い．
> - 免疫チェックポイント阻害薬による肝障害は実質炎が主体であるが，胆管炎や肉芽腫形成が見られることがある．

症例 22　68歳，男性

臨床診断：自己免疫性膵炎

臨床経過：40歳代より糖尿病でフォローされており，糖尿病の急激な悪化のため造影CTを撮影したところびまん性の膵腫大を認めた．膵管胆管造影で，膵管のびまん性狭細を認め自己免疫性膵炎が疑われた．また，膵内胆管の狭窄と肝内胆管の枯れ枝状変化も見られた．自己免疫性膵炎が疑われたが血清IgG4の上昇はなく，膵生検も確定診断に至らず，診断目的に肝生検が施行された．

検査成績：AST 244 IU/L（8〜40），ALP 1,253 IU/L（130〜330），GGT 330 IU/L（5〜79），Total Bilirubin 3.4 mg/dL（0.2〜1.2），IgG 1,179 mg/dL（861〜1747），IgG4 53.2 mg/dL（＜135），抗核抗体80倍，抗ミトコンドリア抗体 陰性，肝炎ウイルスマーカーすべて陰性

肝生検像

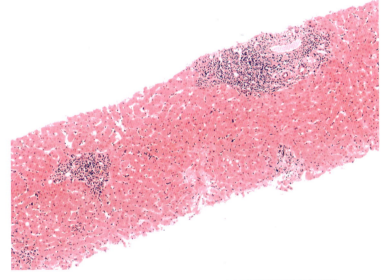

図 3-173　門脈域には密な炎症細胞浸潤があり，慢性肝炎型もしくは慢性胆汁うっ滞型が示唆される．

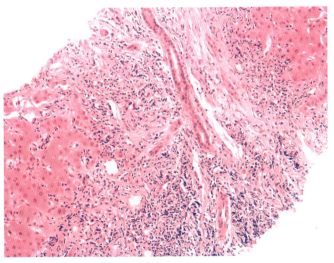

図 3-174　門脈域は線維性拡大して強い炎症細胞浸潤を見る．

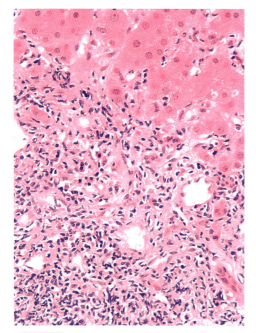

図 3-175 限界板も障害され，hepatitic type interface activity（インターフェース肝炎）を呈する．浸潤細胞にはリンパ球に加えて形質細胞が多数見られる．

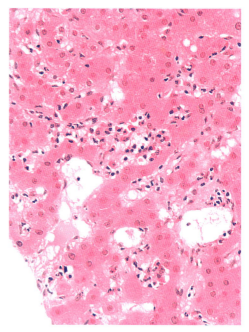

図 3-176 実質には少数の巣状壊死があり，その部位にも形質細胞を見る．

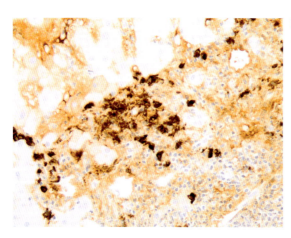

図 3-177 IgG4 の免疫染色では陽性細胞が門脈域を中心に見られ，陽性細胞数は強拡大 1 視野に 10 個以上見られる．

型変化は明らかでなく，慢性肝炎型の組織パターンと考えられる．

● 鑑別のポイント

門脈域に浸潤する炎症細胞はリンパ球が主体だが，形質細胞も散見され，少数ながら好酸球が見られる．胆管には軽い障害像があるが，胆管周囲の線維化や胆管消失は観察されない（図 3-174）．実質には巣状壊死が散見され，壊死巣にも形質細胞浸潤が見られる（図 3-176）．IgG4 の免疫染色を行うと門脈域に強拡大 1 視野に 10 個以上の浸潤が見られ（図 3-177），IgG の免疫染色と比較すると，IgG4/IgG 陽性細胞比は 70％であった．これらの所見と，自己免疫性膵炎を疑う画像所見，また硬化性胆管炎像があることからは IgG4 関連硬化性胆管炎がもっとも考えられる．

■ 病理所見

● 組織パターン

弱拡大では門脈域の線維性拡大と門脈域の密な炎症細胞浸潤が見られる（図 3-173, 174）．拡大を上げると限界板が障害されており，主として炎症細胞による変化で，interface activity は hepatitic type と考えられる（図 3-175）．胆汁うっ滞

診断

- IgG4-related sclerosing cholangitis　IgG4 関連硬化性胆管炎

解 説

　IgG4 関連疾患の膵病変は 1 型自己免疫性膵炎，胆管病変は IgG4 関連硬化性胆管炎と呼ばれる．診断には血清 IgG4 の上昇，他臓器病変，膵病変の画像所見が重要である．典型的な自己免疫性膵炎の画像所見（びまん性腫大，びまん性膵管狭細など）と IgG4 の上昇があればそれで確診になるが，それ以外の状況では組織診断が求められる．膵炎があれば膵生検が考慮されることが多いが，サンプルが小さく確診できないことも多い．そういった症例では肝生検が施行されることがある．とくに画像的に肝内胆管に異常がある症例で，肝生検が考慮される．

　IgG4 関連硬化性胆管炎のおもな鑑別疾患は原発性硬化性胆管炎（PSC）であり，肝生検で鑑別可能なことがある．両疾患で共通して見られる所見には門脈域の炎症細胞浸潤，線維化，細胆管反応，銅結合蛋白の沈着があり，これらの所見は鑑別に有用でない．また，どちらか一方でしか見られない所見も知られている（表 3-8）．たとえば，IgG4 関連硬化性胆管炎では IgG4 陽性細胞の強拡大 1 視野 10 個以上の浸潤が診断的価値の高い所見である．PSC では胆管周囲の線維化や胆管消失が特徴的で，これらの所見が見られると IgG4 関連硬化性胆管炎よりも PSC が示唆される．IgG4 関連硬化性胆管炎では胆管周囲の炎症に比して上皮障害に乏しいが，PSC は高度の上皮障害が見られ，最終的に胆管が消失する．すなわち胆管上皮の高度の障害や消失は IgG4 関連硬化性胆管炎では見られない所見である．

　IgG4 関連の肝病変には，IgG4 関連自己免疫性肝炎もある．これは画像的に胆管病変のない患者に発生した IgG4 関連の肝病変と位置づけられる．門脈域は拡大して，リンパ球や形質細胞浸潤があり，インターフェース肝炎を伴う（図 3-178a, b）．実質にも壊死炎症反応が見られ，まれに帯状壊死も観察される（図 3-178c）．IgG4 の免疫染色では門脈域の形質細胞の多くに IgG4 の発現が見られる（図 3-178d）．注意すべき点は通常の自己免疫性肝炎でも IgG4 陽性細胞が強拡大 1 視野に 10 個以上見られることである．とくに活動性が高く，帯状壊死を伴う症例で多い．しかし，そういった症例では IgG4/IgG 陽性細胞比は 40% を超えない．IgG4 陽性自己免疫性肝炎の診断には IgG4 陽性細胞の数と比率の基準のどちらも満たす必要がある．

表 3-8　IgG4 関連硬化性胆管炎と PSC の肝生検所見の比較

	IgG4 関連硬化性胆管炎	PSC
門脈域炎症	軽度～高度	軽度～中等度（小児では高度）
門脈域の線維化	軽度	中等度～高度
銅結合蛋白の沈着	あり（25%）	あり（>90%）
胆管周囲の線維化	なし	あり（～50%）
胆管消失	なし	あり（～30%）
IgG4 陽性細胞の浸潤（強拡大 1 視野 10 個以上）	あり（25%）	なし

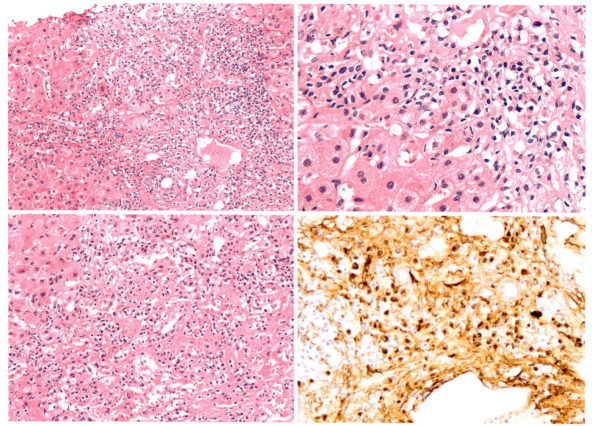

図 3-178 参考症例．IgG4 関連自己免疫性肝炎

a：門脈域は線維性に拡大し，密な炎症細胞浸潤を見る．それに隣接して帯状壊死があり，間質が虚脱（collapse）している．
b：門脈域辺縁部ではインターフェース肝炎を見る．
c：虚脱部では多数の形質細胞の浸潤を見る．
d：IgG4 の免疫染色で多数の陽性細胞が見られる．

> **ポイント**
> - 自己免疫性膵炎や IgG4 関連硬化性胆管炎の診断に肝生検が有用なことがある．
> - 硬化性胆管炎のある患者の肝生検で，胆管消失や胆管周囲の線維化が見られれば，IgG4 関連硬化性胆管炎よりも PSC が示唆される．
> - 硬化性胆管炎の画像所見がある患者で，形質細胞を含む門脈域の炎症が見られた際は，IgG4 の免疫染色を行う必要がある．

症例 23 38歳，女性

臨床診断：原因不明肝障害

臨床経過：2月に上腹部痛を自覚して前医を受診し，血液検査で ALT 765 IU/L 肝機能異常を認めたが，自然軽快し退院となった．4月上旬に再び上腹部痛を自覚し，ALT 410 IU/L，プロトロンビン時間 20% と肝障害を認めた．その後，肝機能異常は自然経過で改善しているが，精査目的に紹介受診となり，5月末に肝生検を行った．血液検査で自己免疫異常を認め，セルロプラスミンも低下している．また1年前まで日本酒換算で3合/日の飲酒歴があるが，その後は1合/日の機会飲酒である．

検査成績（紹介時）：AST 102 IU/L（13〜30），ALT 66 IU/L（7〜23），ALP 372 IU/L（106〜322），GGT 236 IU/L（9〜32），Total Bilirubin 2.4 mg/dL（0.4〜1.5），IgG 1,975 mg/dL（861〜1,747），抗核抗体 160倍，抗ミトコンドリア抗体陰性，セルロプラスミン 16.1 mg/dL（21〜37），肝炎ウイルスマーカーすべて陰性

肝生検像

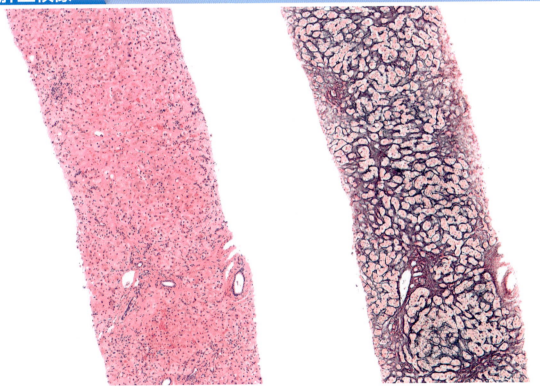

図 3-179 HE染色（左）では肝小葉構造は保たれているように見えるが，鍍銀染色（右）では実質内に高度の線維化があることがわかる．

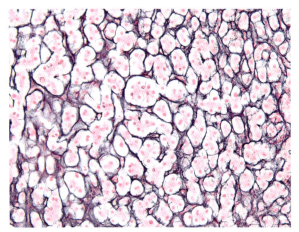

図 3-180 鍍銀染色で線維化のパターンを見ると，肝細胞索周囲の線維化が高度で，既存の索状構築が消失している．

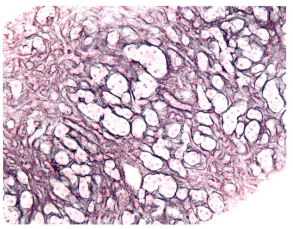

図 3-181 この領域では，線維化巣の中に肝細胞が島状に存在する．

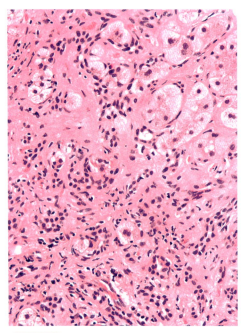

図 3-182 門脈域周囲にも線維化があり，細胆管反応を伴う．炎症は目立たない．

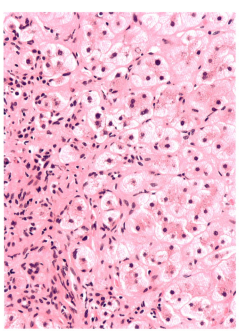

図 3-183 肝細胞には軽い腫大と細胞質の淡明化を見る．

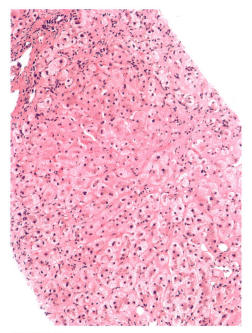

図 3-184　実質では肝細胞索の配列が乱れている．

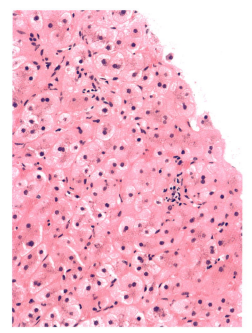

図 3-185　実質炎は軽度で，少数の巣状壊死を見る．

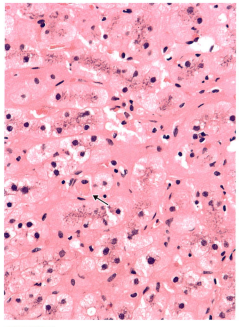

図 3-186　Pigmented macrophage を散見する（矢印）．

病理所見

● 組織パターンと鑑別のポイント

　HE 染色の弱拡大では組織変化に乏しい印象を受けるが，鍍銀染色を見ると実質が高度に線維化していることがわかる（図 3-179）．とくに肝細胞周囲の線維化が顕著で，正常肝で見られる索状構築が消失し，肝細胞が胞巣状に取り囲まれている（図 3-180）．さらに線維化の強い部位では肝細胞が島状に取り残されている（図 3-181）．門脈域周囲にも線維化が伸び出し，細胆管反応を伴うが，炎症所見には乏しい（図 3-182）．線維化巣周囲の肝細胞は軽度に腫大しているが，風船様腫大といえるほどの所見は見られない（図 3-183）．実質では，肝細胞索の配列の乱れが目立ち，肝細胞がやや淡明化している（図 3-184）．壊死炎症反応は軽度で，少数の巣状壊死を見る（図 3-185）．また，以前の肝細胞障害を示唆する pigmented macrophage が出現している（図 3-186）．脂肪沈着は見られない．銅結合蛋白の沈着も見られなかった．本例に特徴的な所見は肝細胞周囲の高度の線維化

で，このパターンの線維化は脂肪性肝炎に見られるものである．とくにこれだけ高度の線維化はアルコール性肝障害でしか説明がつかない．組織パターンは，その他もしくは脂肪性肝障害型となる．

> **診断**
> ● Alcoholic liver injury with extensive pericellular fibrosis 肝細胞周囲の高度な線維化を伴うアルコール性肝障害

解説

本例は若年者の原因不明の肝障害で，ウィルソン病，自己免疫疾患などさまざまな疾患が鑑別に挙げられていたが，肝生検では特徴的な線維化のパターンからアルコール性肝障害と考えられた．患者はアルコールは機会飲酒といっていたが，過少申告だったと考えられる．アルコール性肝炎でしばらく禁酒すると特徴的な所見が確認できなくなることは知っておく必要がある．脂肪沈着は数週間の禁酒で消失し，肝細胞腫大もその後軽減する．本例も，脂肪沈着や肝細胞の風船様腫大が見られないが，4月上旬の症状が出てから生検まで約2カ月が経過しており特徴的な所見が消失したと考えられる．そういった症例では特徴的な線維化を同定することが診断に役立つ．また本例では，セルロプラスミンが低下していたが，肝機能の高度の障害による二次的なものと考えられた．ウィルソン病は通常大結節性肝硬変の像を呈し，本例のような微細な線維化は生じない．

> **ポイント**
> ● アルコール性肝障害では数週間の禁酒で脂肪沈着が消失し，組織診断が難しくなることがある．
> ● 特徴的な肝細胞周囲の高度な線維化が見られる場合は，常にアルコール性肝障害を考慮する必要がある．
> ● 診断確定には，飲酒歴の十分な確認が必要である．

症例24　54歳，女性

臨床診断：急性肝不全

臨床経過：看護師として病院勤務中に結核患者と接触し，クオンティフェロン陽性であり，イソニアジドの予防内服を開始された．1カ月後から倦怠感と嘔吐が出現し，黄疸も認めるようになったため前医を受診した．AST 3,068 IU/Lと著明な肝機能異常を認め，次第に意識レベルの低下を認めたことから当院紹介受診となった．

検査成績（前医）：AST 3,068 IU/L（8〜38），ALT 2,104 IU/L（4〜44），ALP 806 IU/L（104〜338），GGT 541 IU/L（8〜31），Total Bilirubin 11.4 mg/dL（0.2〜1.0），IgG 1,150 mg/dL（861〜1,747），抗核抗体80倍，抗ミトコンドリア抗体陰性，セルロプラスミン 15.7 mg/dL（21〜37），肝炎ウイルスマーカーすべて陰性

肝生検像

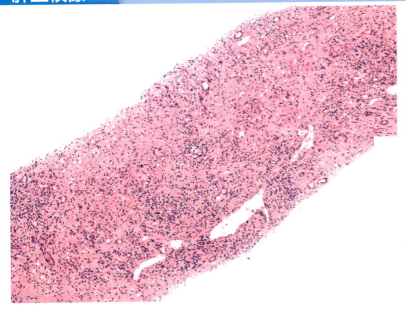

図3-187 弱拡大では肝小葉構造が確認できない．肝実質は脱落し，虚脱（collapse）した間質で置換されている．

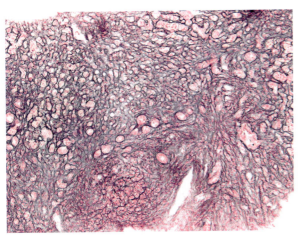

図3-188 鍍銀染色でも虚脱（collapse）した間質が確認され，その中に細胆管が不規則に分布している．

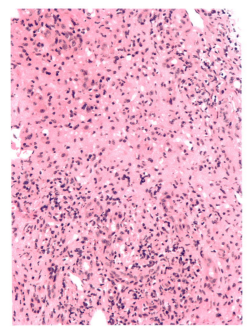

図 3-189 実質脱落部には中等度の炎症細胞浸潤と細胆管反応を見る．

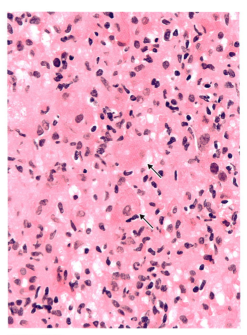

図 3-190 肝細胞はほとんど確認できず，数個の肝細胞が部分的に認められるのみである（矢印）．

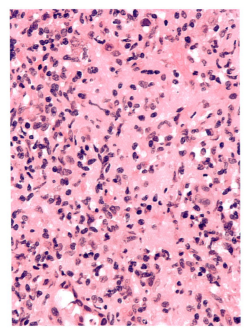

図 3-191 浸潤細胞はリンパ球が主体で，少数の形質細胞も混在する．また，核の腫大したやや大型の細胞はマクロファージと考えられる．

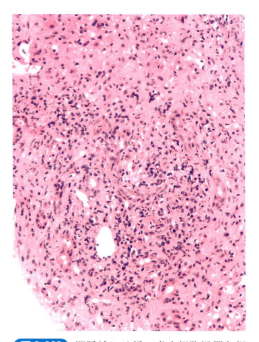

図 3-192 門脈域には軽い炎症細胞浸潤と細胆管反応があり，広範な実質脱落に伴う変化と解釈できる．

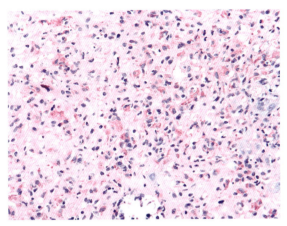

図 3-193　DPAS 染色では，浸潤するマクロファージが陽性となり，多数のマクロファージが存在することがわかる．

れている（図 3-188）．急性肝炎型の高度の肝障害と考えられる．

● 鑑別のポイント

線維の間には胆管が多数認められ，実質脱落部に細胆管反応が生じていることがわかる（図 3-189）．拡大を上げると，虚脱（collapse）がより明瞭となり，重合した線維の間にスリット状の間隙が残存する．炎症細胞は中等度に見られ，細胆管反応を伴っている．ごく少数の肝細胞が孤在性に認められる（図 3-190）．浸潤細胞はリンパ球が主体で，形質細胞は少数である（図 3-191）．好酸球も目立たない．虚脱（collapse）した間質と門脈域は境界不鮮明となり，門脈域にも同様の炎症細胞浸潤や細胆管反応を見る（図 3-192）．DPAS 染色を行うと，多数の陽性細胞が見られ，肝細胞脱落に伴って浸潤した pigmented macrophage と考えられる（図 3-193）．これらの所見からは高度の実質炎により広範壊死をきたしたと考えられる．

このような組織像を呈する病態には自己免疫性肝炎（AIH），薬剤性肝障害，ウイルス感染が挙げられるが，イソニアジド服薬後に肝障害が出現していることから薬剤性肝障害がもっとも考えられる．AIH を積極的に示唆するような組織像はなく，臨床的にも抗核抗体は陽性だが IgG の上昇もなく，考えにくい．

■ 病理所見

● 組織パターン

弱拡大で肝生検を観察すると肝小葉構造が確認できないことがわかる（図 3-187）．実質には肝細胞がほとんど確認できず，線維組織と炎症細胞浸潤で置換されている．散在性に胆管が見られ門脈域は確認できる．鍍銀染色でも同様に肝小葉は確認できず，虚脱（collapse）した細網線維で置換さ

診断

- Massive parenchymal necrosis consistent with drug-induced liver injury (isoniazid toxicity)　イソニアジドによる広範肝壊死

解説

薬剤性肝障害は肝炎型，胆汁うっ滞型，混合型に分類され，肝炎型はその炎症・壊死の程度により組織像が異なる．巣状壊死のみの症例から本例のように広範壊死をきたして肝細胞がほとんど残っていない症例がある．診断には服薬歴の確認，AIH やウイルス性肝炎の否定が必要で，組織像のみで判断するのは通常難しい．また，急性肝不全の患者で，薬剤性肝障害，AIH，ウイルス性

肝炎のいずれとも確定できない症例も存在する．とくに小児の急性肝不全で広範壊死をきたす症例のなかには原因不明のものがあり，肝移植後も原因不明の実質障害が持続する症例がある．おそらく，原疾患の再燃と考えられるが，その原疾患がどういった病態なのかよくわからない．成人でも肝不全の診断時には原因が特定できなくても，肝移植後に AIH の再燃を示唆するグラフト障害が

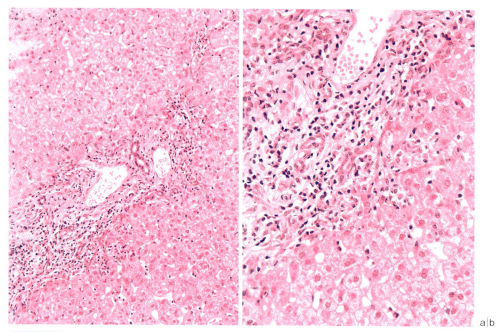

図 3-194 参考症例．イソニアジドによる慢性肝炎型の肝障害を呈したと考えられた症例
a：炎症の首座は門脈域にあり，慢性肝炎型の組織パターンを示す．
b：門脈域にはリンパ球浸潤，インターフェース肝炎，細胆管反応を見る．

見られ，原疾患がAIHだったとレトロスペクティブに判断される症例もある．

薬剤性肝障害では原因薬剤によって起こしうる組織像に特徴がある．肝炎型の障害を起こす薬剤，胆汁うっ滞型の像を呈する薬剤がある．さらに，肝炎型のなかでも脂肪性肝炎を呈するものや，胆汁うっ滞型のなかでも胆管消失をきたしうる薬剤がそれぞれ知られている．イソニアジドはその中でも，慢性肝炎型の障害をきたす数少ない薬剤の一つである．肝炎型の薬剤性肝障害で多いのは急性肝炎型の障害，すなわち実質炎が優勢の肝炎であるが，イソニアジドは本例のように実質障害主体をきたす以外に，門脈域主体の肝障害が見られることがある．門脈域は線維性に拡大し，リンパ球浸潤を伴い，インターフェース肝炎をきたす（**図 3-194**）．軽い実質炎を伴うこともあるが，門脈域の変化が優勢である．このような慢性肝炎型の組織像を呈する症例にはメチルドパやミノサイクリンなどが知られている．

ポイント

- 広範壊死では，薬剤性肝障害，自己免疫性肝炎，ウイルス性肝炎が鑑別になる．
- 肝炎型の薬剤性肝障害では通常は実質炎が主体だが，イソニアジドは門脈域の炎症が主体の慢性肝炎型の組織像を示すことがある．
- 薬剤性肝障害では，薬剤別に起こしうる組織変化が知られているので，特徴的なものは知っておく必要がある．

症例 25　74歳，男性

臨床診断：潰瘍性大腸炎，薬剤性肝障害

臨床経過：B型慢性肝炎の既往があり，持続する下痢を主訴に来院し潰瘍性大腸炎と診断された．潰瘍性大腸炎の治療前に，B型慢性肝炎に対して抗ウイルス療法を施行し，HBV-DNAは陰性化した．腸炎に対して寛解導入療法を開始したところ，肝胆道系酵素の上昇を認め，薬剤性肝障害もしくはB型肝炎の再燃を疑い肝生検が施行された．

検査成績：AST 351 IU/L（8〜40），ALP 1,921 IU/L（130〜330），GGT 509 IU/L（5〜79），IgG 1,650 mg/dL（861〜1,747），抗核抗体陰性，抗ミトコンドリア抗体陰性

肝生検像

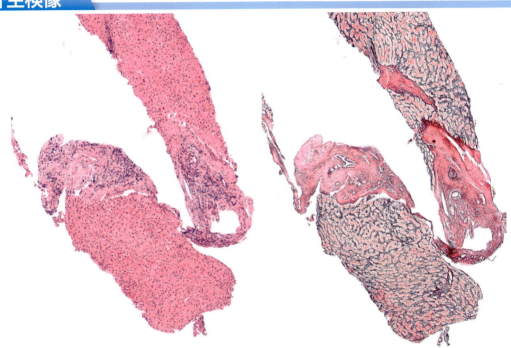

図 3-195　弱拡大では，門脈域が線維性に拡大しており，慢性肝炎型と慢性胆汁うっ滞型が鑑別となる．
右：鍍銀染色

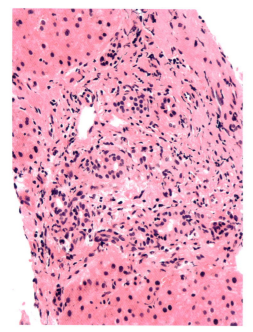

図 3-196 門脈域には細胆管反応が見られる．炎症所見には乏しい．

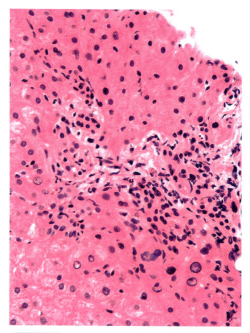

図 3-197 別の門脈域では細胆管反応周囲に浮腫性の間質が見られ，それが肝実質内に不整に伸び出している．この所見は biliary type interface hepatitis に矛盾しない．

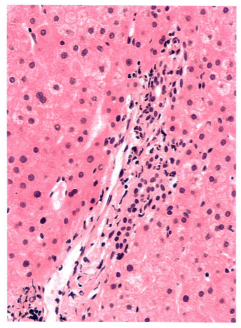

図 3-198 細胆管周囲の好中球浸潤があり，細胆管炎の像である．

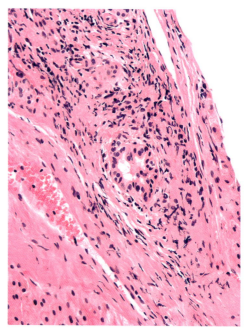

図 3-199 既存の胆管では，1 カ所で高度の胆管障害が見られる．上皮の配列不整が明瞭である．

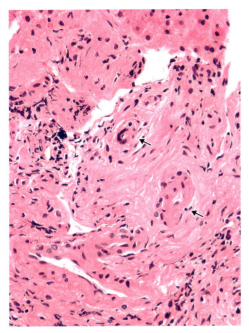

図 3-200 この門脈域には複数の動脈（矢印）が確認できるが，それと同じサイズの胆管は認められず，胆管消失が示唆される．

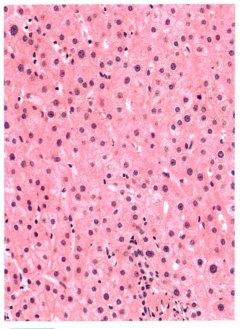

図 3-201 実質の壊死炎症反応は目立たない．

■ 病理所見

● 組織パターン

弱拡大では門脈域の線維性拡大が見られ慢性肝炎型もしくは慢性胆汁うっ滞型が示唆される．鍍銀染色を見ると門脈域には茶色で染色される膠原線維が緻密に分布し，門脈域の硬化が進んでいる印象を受ける（**図 3-195**）．門脈域は全体的に炎症に乏しく，線維性拡大と細胆管反応がおもな変化である（**図 3-196**）．数カ所で，門脈域周囲に細胆管反応が伸び出し，周囲に好塩基性に染色される浮腫性の線維化が見られる（**図 3-197**）．この変化も，biliary type interface activity が示唆される所見である．Hepatic type interface activity，すなわちインターフェース肝炎は見られない．また，細胆管周囲の好中球の浸潤も観察される（**図 3-198**）．オルセイン染色で部分的に銅結合蛋白の沈着を認め，HE の所見と銅結合蛋白の沈着から，慢性胆汁うっ滞型の障害と判断できる．

● 鑑別のポイント

胆管を観察すると，1つの門脈域で隔壁胆管と思われるサイズの胆管に強い障害像が見られ，上皮の配列不整，細胞極性の乱れが見られる（**図 3-199**）．胆管周囲の線維化や肉芽腫は見られない．別の門脈域では門脈と動脈が見られるが，胆管は明確でなく，胆管消失が示唆される（**図 3-200**）．実質の壊死炎症反応は目立たず，肝細胞索も規則的に配列している（**図 3-201**）．これらの所見からは慢性胆汁うっ滞性疾患であり，原発性硬化性胆管炎（PSC）と原発性胆汁性胆管炎（PBC）が鑑別になる．組織像で両者を明確に区別できる所見は本例には見られないが，PBC にしては炎症所見が弱く，また潰瘍性大腸炎の既往があることからは，PSC がより考えられる．

診断

- Primary sclerosing cholangitis　原発性硬化性胆管炎

解説

　本例は病理学的に PSC が疑われ，その後行った胆道造影検査で PSC と診断された．臨床的には薬物治療開始後に肝機能異常が顕在化したため薬剤性肝障害が疑われた．胆管障害は薬剤性肝障害でも見られ，そのような症例では通常胆汁栓が観察されるが，本例にはそのような所見はない．また，銅結合蛋白の沈着が見られたことより，慢性の経過を示す胆道系疾患が示唆された．炎症性腸疾患の患者で見られる肝障害では PSC は常に念頭に置いておく必要がある．

　また，炎症性腸疾患患者で用いられる TNF-α 阻害薬では特徴的な肝障害が出ることが知られている．一つは自己免疫性肝炎類似の慢性活動性肝炎である．もう一つは，hepatosplenic T-cell lymphoma と呼ばれるリンパ腫で，肝臓と脾臓の類洞内に異型リンパ球が浸潤する病態である．

ポイント

- 炎症性腸疾患の患者で見られる肝障害では PSC の可能性は常に考えておく．
- 慢性胆汁うっ帯型の組織パターンが確認できれば，薬剤性肝障害よりも PBC や PSC などの病態が示唆される．

第4章

各疾患で見られる代表的病理所見

日常診療で遭遇することの多い疾患の肝生検所見を，疾患別に解説する．組織パターンに基づく診断プロセスの最後，すなわち自分の考えた診断名ですべての組織像が解釈可能か判断するときに利用いただきたい．

1 肝炎ウイルスによるウイルス性急性肝炎 （Acute viral hepatitis）

- 「**急性肝炎型**」の組織パターンを示す．
- 肝実質を主体とした壊死・炎症反応が見られる．
- 門脈域にも炎症細胞浸潤が見られ，インターフェース肝炎を伴うこともあるが，炎症の首座は実質内にある（図4-1）．
- 実質の炎症と門脈域の炎症のバランスで評価する必要がある．実質の炎症が強い症例では，ある程度の門脈域の炎症があっても急性肝炎と解釈できる．
- 実質には，巣状壊死（focal necrosis）と単細胞性壊死（spotty necrosis）が散見され，重症の症例では帯状壊死（zonal necrosis, confluent necrosis），亜広汎壊死（submassive necrosis），広範壊死（massive necrosis）を伴う（図4-2）．
- 好酸体（acidophilic body）も散見される．
- 肝細胞には大小不同が目立ち，腫大した細胞や多核の細胞が出現する．
- 肝細胞の多角化が目立つ症例では巨細胞性肝炎（giant cell hepatitis）と呼ばれる．
- 毛細胆管や肝細胞内に胆汁うっ滞が見られることがあるが，その程度は薬剤性肝障害に比して軽度である．
- 浸潤する炎症細胞はリンパ球を主体とし，A型急性肝炎では形質細胞浸潤が目立ち，自己免疫性肝炎との鑑別が問題となる症例がある（図4-3）．
- 時間の経過とともに腫大したマクロファージが目立つようになる．肝細胞脱落に伴う変化と理解できる．
- 帯状壊死を伴う症例では，虚脱（collapse）が門脈域にも波及して，細胆管反応を示す．この門脈域の変化で，慢性肝炎と誤認してはいけない．
- 免疫抑制状態の患者のB型やC型肝炎では，門脈域が細胆管反応を伴って拡大し，実質では胆汁うっ滞が目立ち，肝細胞が淡明化・腫大することがある（図4-4）．急激な経過をたどる病態で，fibrosing cholestatic hepatitis と呼ばれる．
- Fibrosing cholestatic hepatitis では血中のウイルス量が著増する．
- Fibrosing cholestatic hepatitis ではB型に比してC型は組織変化が多様で，門脈域と実質の変化の両方が揃わないことも多い．
- ウイルス性急性肝炎が疑われる症例ではA型とB型肝炎に加えて，E型肝炎も考慮して血清学的に除外する必要がある．

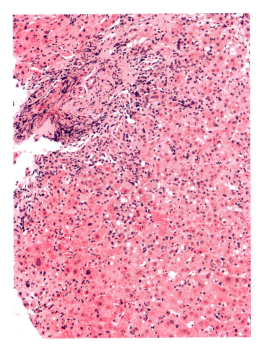

図 4-1 B型急性肝炎症例．門脈域にも炎症が見られるが，炎症の首座は実質にあることがわかる．

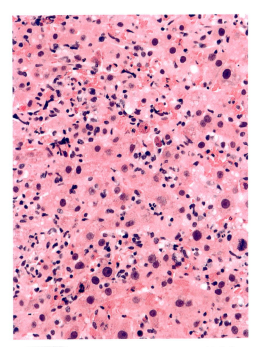

図 4-2 実質には多数の巣状壊死や好酸体が観察される．

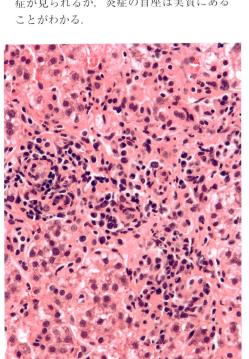

図 4-3 形質細胞浸潤が目立ち，自己免疫性肝炎に類似することがある（A型急性肝炎症例）．

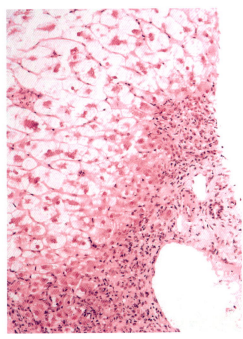

図 4-4 臓器移植後に発生したC型 fibrosing cholestatic hepatitis．門脈域の拡大（写真右下）と，肝細胞の著明な腫大（写真左上）が観察される．

2 肝炎ウイルスによるウイルス性慢性肝炎 (Chronic viral hepatitis)

- 「慢性肝炎型」の組織パターンを示す.
- 門脈域は種々の程度に拡大し,実質に比して門脈域の炎症が主体である(図 4-5).
- 門脈域にはリンパ球を主体とした炎症細胞浸潤があり,とくに C 型肝炎ではリンパ濾胞の形成を伴うことがある(図 4-6).
- 種々の程度のインターフェース肝炎もみられる(図 4-7).
- 一般的に形質細胞浸潤は目立たないが,目立つ症例では自己免疫性肝炎との鑑別が問題となる.
- 胆管上皮の配列不整などの胆管障害が見られることがあり,hepatitic duct injury と呼ばれる.上皮内へのリンパ球浸潤が見られることはまれで,胆管消失は見られない.これらの所見が原発性胆汁性胆管炎(PBC)などの胆道系疾患との鑑別に役立つ(図 4-7).
- 活動性の程度により,実質には単細胞性壊死,巣状壊死,帯状壊死が見られ,好酸体も伴う.
- 脂肪沈着も見られることがある.一般的に軽度だが,HCV genotype 3 感染ではびまん性の脂肪沈着が見られることがある.
- 肝細胞風船様腫大(hepatocellular ballooning)は見られない.見られる症例では脂肪性肝炎の合併を考える.
- B 型慢性肝炎では肝細胞にすりガラス状の封入体が見られ(図 4-8),オルセイン染色や HBs 抗原に対する免疫染色で陽性となる.
- 線維化は門脈域周囲から生じ,線維性隔壁と架橋形成を経て肝硬変に至る.
- 本邦では活動性と線維化は新犬山分類で評価され,活動性は(A0〜A3),線維化は(F0〜F4)に分類される.
- 欧米では線維化は Ishak 分類,METAVIR 分類,Batts and Ludwig 分類が使用される[1〜3].METAVIR 分類,Batts and Ludwig 分類では 4 段階に分類され,stage 4 は肝硬変を意味する.一方,Ishak 分類は 6 段階の評価で,stage 6 が肝硬変である.新犬山分類の F1〜F2 を,Ishak 分類は stage 1〜stage 4 により細かく分類している.

文献

1) Ishak K, Baptista A, Bianchi L, et al：Histological grading and staging of chronic hepatitis. J Hepatol 1995；22：696-699
2) Bedossa P, Poynard T：An algorithm for the grading of activity in chronic hepatitis C. The METAVIR Cooperative Study Group. Hepatology 1996；24：289-293
3) Batts KP, Ludwig J：Chronic hepatitis. An update on terminology and reporting. Am J Surg Pathol 1995；19：1409-1417

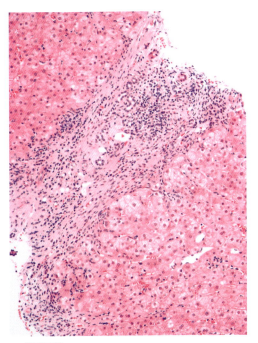

図 4-5 　門脈域は線維性に拡大して炎症細胞浸潤を伴う．炎症の首座は門脈域にある．

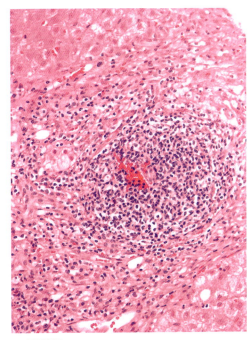

図 4-6 　リンパ濾胞の形成を見る（C 型肝炎症例）．

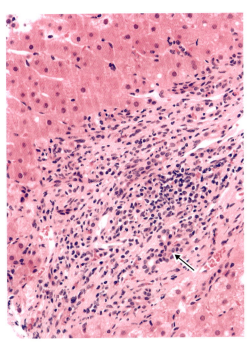

図 4-7 　軽いインターフェース肝炎と胆管障害を見る（矢印）．

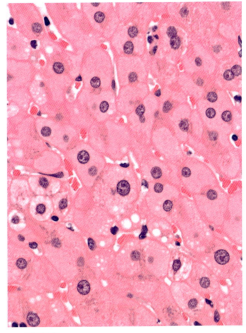

図 4-8 　肝細胞にすりガラス状変化を見る（B 型慢性肝炎症例）．

③ 薬剤性肝障害 （Drug-induced liver injury）

- 組織パターンは「急性肝炎型」もしくは「急性胆汁うっ滞型」となる．
- 肝細胞障害型，胆汁うっ滞型，混合型に病型分類される．
- **肝細胞障害型**では，ウイルス性急性肝炎に類似の組織像を呈する（図 4-9）が，それに加えて脂肪沈着や，小型の肉芽腫形成が見られることがある．
- 胆管障害の出現頻度も，ウイルス性急性肝炎よりも肝細胞障害型薬剤性肝障害で高い．
- 浸潤細胞は，リンパ球が主体であるが，好酸球や好中球も散見される（図 4-10）．
- 活動性の高い症例では，自己免疫性肝炎との鑑別が問題となり，組織像のみで鑑別するのは難しいことが多いが，肝細胞脱落の割合に比して炎症細胞浸潤の程度が軽い症例は薬剤性肝障害が疑われる．
- 肝細胞障害型の亜型として脂肪性肝炎を呈する症例がある．原因薬剤としてメトトレキセートやタモキシフェンが有名である．
- 日常診療で遭遇する薬剤性肝障害と異なり，アセトアミノフェンによる肝障害は用量依存性で発生し，薬剤の毒性により zone 2～3 の肝細胞が脱落して好酸性のマクロファージの浸潤で置換される（図 4-11）
- **胆汁うっ滞型**では，毛細胆管内胆汁うっ滞を特徴とする（図 4-12）．肝細胞内にも胆汁が貯留して，肝細胞の腫大や淡明化が見られることがある．
- 肝細胞の脱落は目立たず，炎症細胞浸潤も軽度にとどまる．
- 一般的に門脈域の変化に乏しく，bland cholestasis と呼ばれる．
- Bland cholestasis を示す代表的な疾患は，胆汁うっ滞型の薬剤性肝障害と敗血症に伴う胆汁うっ滞である．
- 銅結合蛋白の沈着は見られない．見られる場合は，慢性の経過を考える．
- 胆管消失症候群（vanishing bile duct syndrome）を合併する症例では，胆管上皮の障害・変性が目立ち，胆管が消失する．
- 胆汁うっ滞が高度になると，胆管が萎縮することがある．胆汁の流量が少ないために萎縮すると考えられており，それを胆管消失と誤認してはいけない．
- **混合型**では，肝細胞障害型の変化と胆汁うっ滞型の変化の両方が見られる．肝細胞障害型が主体の変化で，それだけでは説明できないほどの胆汁うっ滞が見られる症例と考えると理解しやすい．

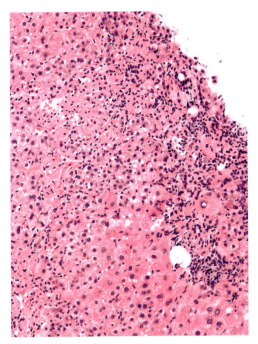

図 4-9 肝細胞障害型症例．肝実質には帯状壊死があり，マクロファージの浸潤を伴う．

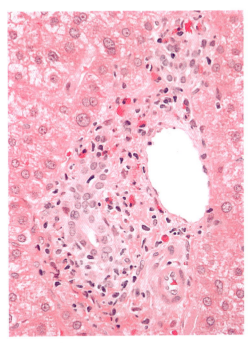

図 4-10 肝細胞障害型症例．門脈域には多数の好酸球浸潤がみられる．

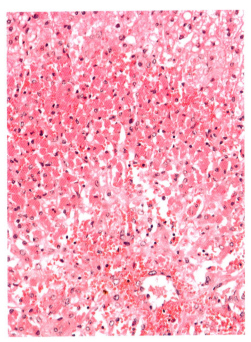

図 4-11 肝細胞障害型症例．アセトアミノフェンによる肝障害．Zone 2〜3 の肝細胞が脱落し，好酸性の細胞質を有するマクロファージで置換される．

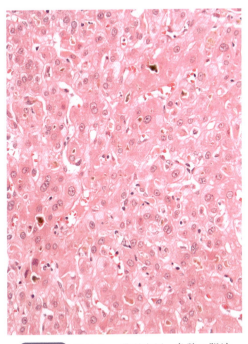

図 4-12 胆汁うっ滞型症例．多数の胆汁栓が観察されるが，肝細胞壊死は目立たない．

4 自己免疫性肝炎 （Autoimmune hepatitis）

- 組織パターンは「急性肝炎型」もしくは「慢性肝炎型」となる．
- 自己免疫性肝炎（autoimmune hepatitis：AIH）の組織像は多彩である．
- 組織像で診断を疑える症例もあるが，組織像のみでは他の疾患との鑑別が難しい症例も多く，そのため診断基準が提唱されている．
- ほとんどの症例は慢性活動性肝炎の組織像を呈する．すなわち，門脈域主体の炎症である（図4-13）．
- 活動性が高く，強い interface activity と形質細胞浸潤を伴う（図4-14）．形質細胞は集簇（plasmacytosis）することが多いが，とくに血清 IgG が正常の症例では形質細胞浸潤が目立たないことがある（約20％）．
- 散在性の巣状壊死に加えて帯状壊死もしばしば合併し，中心静脈周囲の形質細胞浸潤や細胞脱落も特徴的である（central perivenulitis）（図4-15）．
- 肝細胞の再生・変性を反映した所見として，腫大，多核化，ロゼット形成（毛細胆管を中心にロゼット状に肝細胞が配列）が見られる（図4-16）．
- エンペリポレーシス（emperipolesis；肝細胞内にリンパ球が取り込まれる）は，とくに腫大した肝細胞に見られることが多い．この所見は AIH のスコアリングにも用いられるが，薬剤性肝障害を含め他の肝炎でも見られるため，診断特異性には議論の余地がある．
- 慢性の変化が確認できない症例では，小葉内の広範な肝細胞脱落や帯状壊死が見られ，残存する肝細胞は小結節に再生像を示す．
- 肝細胞は大小不同となる．炎症の分布は慢性肝炎型の AIH と異なるが，形質細胞浸潤，ロゼット形成，中心静脈周囲の炎症（central perivenulitis）などの組織所見は共通している．急性肝炎型の症例では，肝細胞腫大や多核化などの肝細胞の変性像がより顕著に見られる．
- AIH でも胆管障害が見られることがあるが，それだけで PBC とのオーバーラップとしてはいけない．肉芽腫性胆管炎，胆管消失，銅結合蛋白の沈着など，AIH では説明できない所見が見られたときにオーバーラップを考慮する．
- 小児の原発性硬化性胆管炎（PSC）では AIH に類似した活動性肝炎像を示すことがあるので，小児例で AIH を診断する際は，銅結合蛋白の沈着など胆汁うっ滞性疾患を示唆する所見がないことを確認する必要がある．

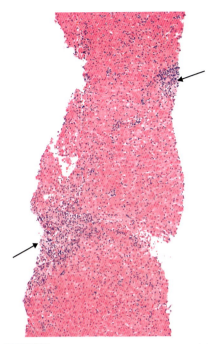

図 4-13 門脈域を中心とした炎症細胞浸潤（矢印）が見られ，慢性活動性肝炎型の組織像である．

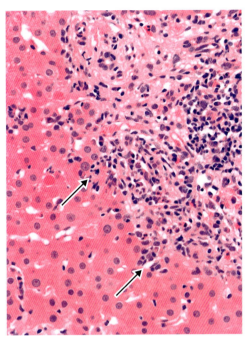

図 4-14 門脈域の炎症細胞には多数の形質細胞が含まれ，またインターフェース肝炎を呈する（矢印）．

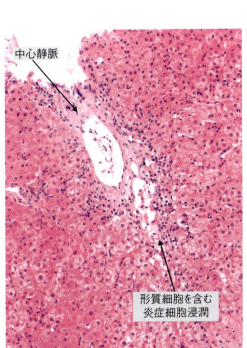

中心静脈

形質細胞を含む炎症細胞浸潤

図 4-15 中心静脈周囲の肝細胞は軽度に脱落し，同部位に形質細胞を含む炎症細胞浸潤が見られる（central perivenulitis）．

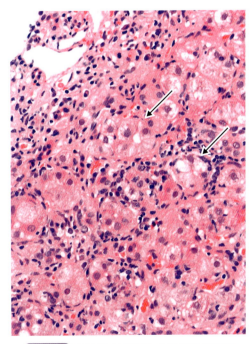

図 4-16 肝細胞は拡張した毛細胆管周囲にロゼット状に配列する（矢印）．

5 原発性胆汁性胆管炎 (Primary biliary cholangitis)

- 原発性胆汁性胆管炎（PBC）は早期の症例でも，biliary type interface activity やオルセイン染色での銅結合蛋白の沈着があり，組織パターンは「**慢性胆汁うっ滞型**」と認識できる（図 4-17）．
- 門脈域は炎症細胞浸潤を伴って拡大する．とくに胆管周囲に炎症細胞浸潤が目立つ．
- 浸潤細胞はリンパ球が主体で，好酸球も散見される．
- 胆管上皮の配列不整（不均一な核間距離），細胞極性の乱れ，不整な内腔などの胆管障害像が見られる（図 4-18）．
- 胆管上皮内にリンパ球が浸潤して，胆管炎の像を呈し，慢性非化膿性破壊性胆管炎と呼ばれる．
- 肉芽腫形成をしばしば伴い，典型的には胆管周囲に形成されるが，胆管から離れた門脈域や実質に見られることもある（図 4-19）．
- 肉芽腫は境界不明瞭な類上皮細胞の集簇で，サルコイドーシスなどで見られる肉芽腫に比して認識しにくい．
- 肉芽腫内に壊死は見られない．
- 進行すると胆管が消失する．胆管は肝動脈に伴走するので，動脈を目印に胆管を探すとよい．
- PSC で見られるような，胆管消失部の線維性結節は観察されない．
- 門脈域の炎症は症例によって差があり，インターフェース肝炎や形質細胞浸潤を伴うことがあるが，それだけで AIH とのオーバーラップとしてはいけない．
- 実質の炎症は一般的に軽度で，少数の巣状壊死が観察される．
- AIH と異なり，小葉中心部は保たれ帯状壊死は見られない．
- 肝硬変に進行すると，門脈域周囲の肝細胞が腫大・淡明化し，また門脈域と実質境界部の間質が浮腫状となり，再生結節周囲に淡明な halo が見える（図 4-20）．これは胆汁性肝硬変に共通の所見である．門脈域周囲の腫大した肝細胞にマロリ体も見られる．
- 進行期まで胆汁栓が出現しないのも特徴である．

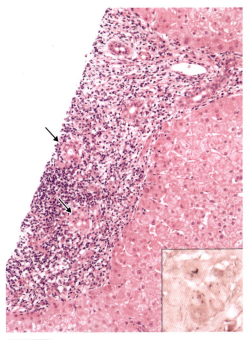

図 4-17 門脈域には密な炎症細胞浸潤があり，慢性肝炎型と慢性胆汁うっ滞型の鑑別になる．Biliary type interface activity は見られないが，オルセイン染色で銅結合蛋白の沈着が見られた（インセット）．また，胆管障害が観察される（矢印）．

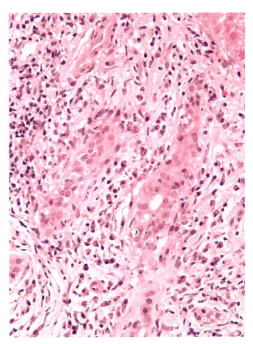

図 4-18 胆管上皮の配列は不整となり，細胞の極性も乱れが見られる．上皮内にリンパ球浸潤を伴う．

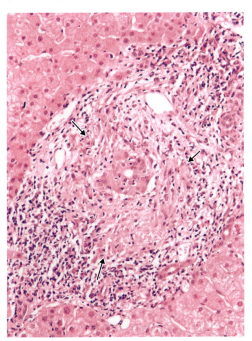

図 4-19 障害された胆管周囲に，好酸性の類上皮細胞が集簇し，肉芽腫性炎症を呈する（矢印）．

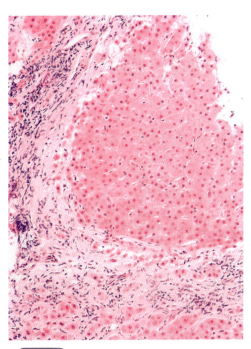

図 4-20 進行例では，隔壁と実質の間が淡明化し，早期の halo を形成する．PBC に限らず胆汁性肝硬変が示唆される所見である．

6　原発性硬化性胆管炎　（Primary sclerosing cholangitis）

- 原発性硬化性胆管炎（PSC）では門脈域は線維性に拡大し，biliary type interface activity や銅結合蛋白の沈着が見られ，「慢性胆汁うっ滞型」の組織パターンを呈す．
- PBC に比して門脈域の炎症は軽度である（小児例を除く）．
- 浸潤細胞はリンパ球を主体とし，好酸球も散見される．
- 門脈域辺縁部には細胆管反応が見られ，周囲に好中球浸潤を伴うことがある（細胆管炎）．
- 胆管上皮の配列不整や平坦化などの胆管障害像が見られる．
- 胆管周囲に同心円状の線維化が見られるのが特徴であるが，変化の軽い症例もあり慎重な観察が求められる（図 4-21, 22）．また，同様の所見は肝内結石症など他の疾患でも見られることがあり，特異性は 100％ではない．
- PBC で見られるような強い胆管炎は見られない．
- 肉芽腫は通常見られないが，まれに形成されることがあり，肉芽腫の存在が PSC を除外するわけではない．
- 進行すると胆管が消失し，もともと胆管が存在した部位には線維性の結節が観察される．この所見は大型胆管で見られることが多く，肝生検で観察される頻度は低いが，診断特異性が高い．
- 胆管周囲の同心円状の線維化から線維性の胆管閉塞に至るプロセスは fibro-obliteration と呼ばれ，PSC に特徴的である．
- 実質の炎症は一般的に軽度にとどまる．
- 小児例では活動性が高く，インターフェース肝炎，形質細胞浸潤，帯状壊死など AIH と類似の組織像を示す．そのため，autoimmune sclerosing cholangitis や AIH/PSC オーバーラップと呼ばれる．
- 小児例で AIH と診断する際は，銅結合蛋白の沈着や胆管障害など胆道系疾患を示唆する所見がないか，慎重に観察する必要がある（図 4-23）．
- 胆汁性肝硬変に進行し，再生結節周囲の halo や胆汁栓の形成など PBC と類似の組織像となる（図 4-24）．

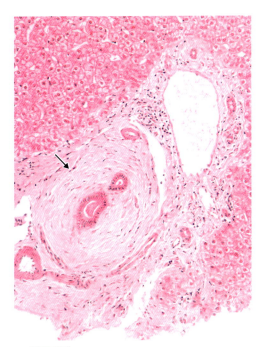

図 4-21 胆管周囲に著明な同心円状の線維化を見る（矢印）.

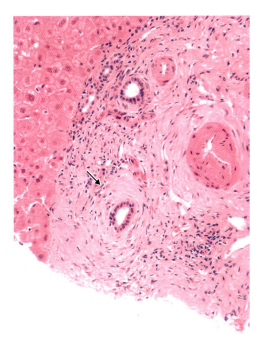

図 4-22 胆管周囲に軽い線維化が見られる．この程度の変化でもPSCが示唆される．

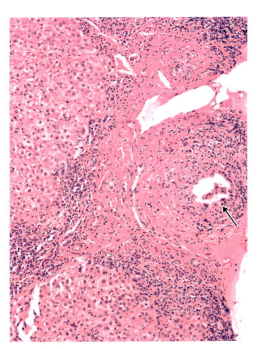

図 4-23 小児例．強い活動性炎症があり，著明なインターフェース肝炎を伴う．AIH類似の変化であるが，胆管炎を伴っており（矢印），PSCが疑われる所見である．

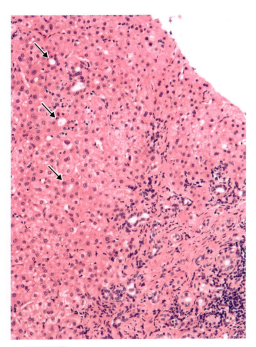

図 4-24 進行例では実質内に胆汁栓や胆汁うっ帯性ロゼットがみられる（矢印）．PBCやPSCでは，胆汁栓は進行期でないと通常見られない．

7 IgG4 関連硬化性胆管炎 （IgG4-related sclerosing cholangitis）

- 組織パターンは「慢性肝炎型」もしくは「慢性胆汁うっ滞型」となる．
- 本疾患は主として大型胆管を障害し，胆管の閉塞や胆管壁の肥厚を呈す．
- 肝生検で見られる所見は，肝内まで炎症が波及しているか否かで異なる．
- 肝内に炎症が波及していない症例では，胆管閉塞・狭窄に伴う非特異的な閉塞性胆管炎の所見（門脈域の浮腫性の拡大，細胆管反応，細胆管炎）が見られる．そのような症例ではIgG4陽性細胞の浸潤は通常見られず，肝生検でIgG4関連硬化性胆管炎と診断することはできない．
- 一方，グリソン鞘に沿って肝内にまで炎症が波及した症例では，肝生検で特徴的な所見が観察される．画像的に肝門部胆管に病変が存在する症例，胆管造影検査で肝内胆管に狭窄が存在する症例で，肝内に炎症が波及している頻度が高い．そのような症例では，診断目的で肝生検を考慮するとよい．
- 25％の症例で銅結合蛋白の沈着を見る．
- 変化の主体は門脈域にあり，門脈域の線維性拡大や炎症細胞浸潤が見られる（図4-25）．
- 浸潤細胞はリンパ球・形質細胞を主体とし，好酸球も散見される（図4-26）．細胆管反応の周囲には好中球も見られる．一般に好中球浸潤はIgG4関連疾患を否定する所見であるが，肝生検ではそれは適応されない．
- 胆管障害が見られるが，胆管消失や胆管周囲の線維化は見られず，PSCとの鑑別点となる．肉芽腫も見られない．
- 多くの形質細胞を伴った炎症のため，インターフェース肝炎を呈する症例ではAIHに類似することがある．
- 実質にも巣状壊死や，まれに帯状壊死が見られる．
- 免疫染色を行うとIgG4陽性形質細胞の浸潤（強拡大1視野に10個以上，図4-27）とIgG4/IgG陽性細胞比の上昇（40％以上）が確認できる．
- 活動性の高い他の肝疾患でもIgG4陽性細胞が10個以上浸潤することがあるが，通常IgG4/IgG比は40％以下である．
- 閉塞性静脈炎と花むしろ状の線維化は本疾患に特徴的な所見であるが，肝生検で観察されることはまれである（図4-28）．

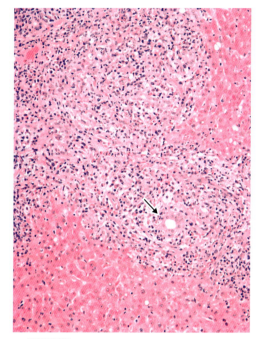

図 4-25　門脈域は著明に拡大して，強い炎症細胞浸潤を伴う．胆管は比較的保たれている（矢印）．

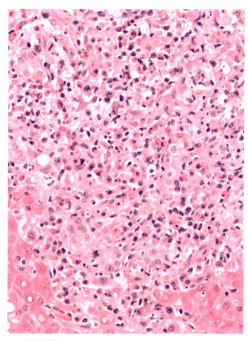

図 4-26　浸潤細胞にはリンパ球に加えて多数の形質細胞と好酸球が含まれる．

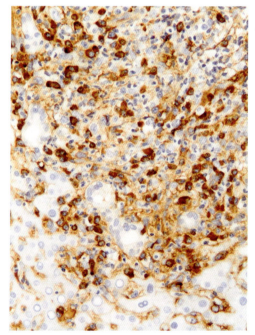

図 4-27　IgG4 の免疫染色で多数の陽性形質細胞が観察される．

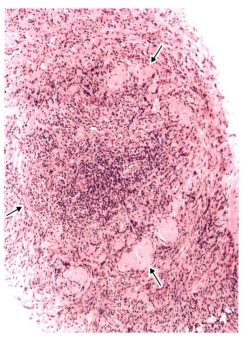

図 4-28　比較的大型の門脈域が採取された症例で，門脈分枝に閉塞性静脈炎を見る．矢印は血管壁を構成する平滑筋層を示し，内腔が閉塞していることがわかる．

8 アルコール性肝障害 （Alcoholic liver disease）

- 組織パターンは「脂肪性肝障害型」を示す.
- アルコール多飲に伴う肝障害には脂肪肝, 脂肪性肝炎（アルコール性肝炎）, 肝硬変が含まれる.
- 脂肪肝は5％以上の肝細胞に脂肪沈着が存在すると病的と判断される[1]. アルコール性脂肪肝では大滴性の脂肪沈着を特徴とする.
- 脂肪性肝炎の診断には, 脂肪肝に加えて, 肝細胞風船様腫大（hepatocyte ballooning）と実質炎の存在が必須である.
- 脂肪性肝炎では少なからず線維化があり, 肝細胞周囲の線維化が特徴的である（図4-29）. 網目状の線維化は膠原線維で構成され, 鍍銀染色で茶褐色に, アザン染色やマッソン染色で青色となる.
- 肝細胞風船様腫大は小葉中心部に見られ, 胆汁うっ滞性肝硬変で見られる門脈域周囲の肝細胞腫大とは部位が異なる. 進行例では, 小葉中心部と門脈域周囲の区別が困難となるが, 肝細胞周囲の線維化が目立つ領域は小葉中心部が示唆される.
- 活動性の高い症例では好中球浸潤を伴い, 典型的には風船様に腫大した肝細胞周囲に集簇して見られる（図4-30）. また, 腫大した肝細胞内にマロリ体が形成される（図4-31）.
- 小結節性肝硬変に進展するが, 活動性の高い症例では再生結節の形成が不明瞭で, 著明な網目状の線維化を示すことがある（図4-32）.
- 実質に比して門脈域の変化は目立たず, 炎症細胞浸潤も軽度にとどまる.
- 禁酒後2～3週間で脂肪沈着は軽減し, その後肝細胞の腫大や炎症が消退する.
- 肝硬変となったのちに禁酒すると, アルコール性肝障害に特徴的な組織像が確認できなくなる.
- アルコール性肝障害は頻度が高く, 他の疾患にもしばしば合併する.
- ウイルス性肝炎や胆汁うっ滞性疾患でも10％程度の脂肪沈着は非特異的に見られるが, それ以上の脂肪沈着や, 小葉中心部に肝細胞風船様腫大が見られる症例ではアルコール性肝障害や非アルコール性脂肪性肝疾患の合併を疑う.
- アルコール多飲後に高度のトランスアミナーゼの上昇をきたし, 小滴性の脂肪沈着以外に組織変化に乏しいことがある（臨床像とギャップがある）. Alcoholic foamy degenerationと呼ばれる病態で, 特徴的な臨床経過と小滴性の脂肪沈着で診断される.

文献
1) Sanyal AJ, Brunt EM, Kleiner DE, et al：Endpoints and clinical trial design for nonalcoholic steatohepatitis. Hepatology 2011；54：344-353

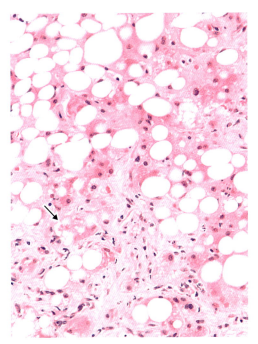

図 4-29　実質には強い脂肪沈着と，線維化，また肝細胞の腫大（矢印）を見る．

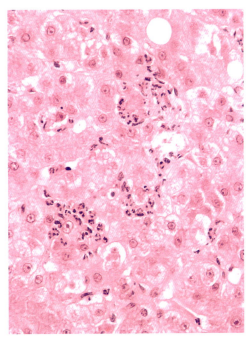

図 4-30　腫大した肝細胞の周囲に集簇性の好中球浸潤を見る．脂肪性肝炎（アルコール性肝炎）に特徴的な所見である．

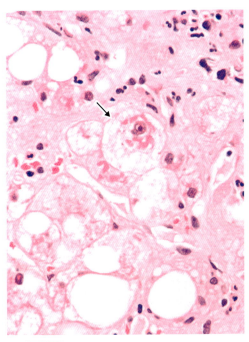

図 4-31　腫大した肝細胞内に，マロリ体の形成を見る（矢印）．

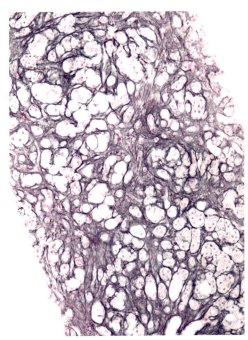

図 4-32　進行期だが，再生結節の形成は明確でなく，著明な肝細胞周囲の線維化が見られる（鍍銀染色）．

9 非アルコール性脂肪性肝疾患 (Non-alcoholic fatty liver disease)

- 「脂肪性肝障害型」の組織パターンを示す（図 4-33）．
- アルコール性肝障害と同様に，脂肪肝，脂肪性肝炎，肝硬変の病態が含まれる．
- Non-alcoholic fatty liver disease（NAFLD）は非アルコール性肝障害全体を，non-alcoholic steatohepatitis（NASH）は脂肪性肝炎を意味する．
- 脂肪性肝炎の診断には肝細胞風船様腫大（hepatocyte ballooning）が必須であるが，アルコール性障害に比して，腫大した細胞の数は少なく，その程度も軽い（図 4-34）．
- 好中球浸潤やマロリ体の形成も同様で，アルコール性肝炎に比して観察される頻度は低い．
- 肝細胞風船様腫大は周囲に網目状の線維化を伴うことが多く，腫大肝細胞を同定するのに役立つ（図 4-35）．
- 実質には軽い炎症細胞浸潤があり，巣状壊死も見られる．ただし，巣状壊死や好酸体が多数見られる症例では，ウイルス性肝炎や薬剤性肝障害の合併の可能性も考慮する必要がある．
- 実質には脂肪滴を含有した小型の肉芽腫が見られることがあり，lipogranuloma と呼ばれる．
- 門脈域にも軽度のリンパ球を主体とした炎症細胞浸潤が見られる．まれに，炎症が目立ち AIH との鑑別を要する症例があるが，全体の組織パターンが脂肪性肝障害型であれば，AIH よりも脂肪性肝炎を考慮する．これらの2つの疾患が合併することはまれである．
- 小結節性肝硬変に進展するが，肝硬変になると肝細胞風船様腫大や脂肪沈着など特徴的な組織像が目立たなくなる．
- 肝細胞周囲の線維化は残存することが多いので，burned-out NASH の診断に役立つ．
- 脂肪沈着が消退しても，風船様に腫大した肝細胞が残存することがあり，そのような症例でも burned-out NASH の可能性を考慮する必要がある．
- 小児の脂肪性肝炎では線維化は門脈域周囲から進展する．
- アルコール性肝障害と同様に，ウイルス性肝炎など他疾患に肝細胞風船様腫大を伴う脂肪沈着が見られた際は，脂肪性肝炎の合併を考慮する必要がある（図 4-36）．

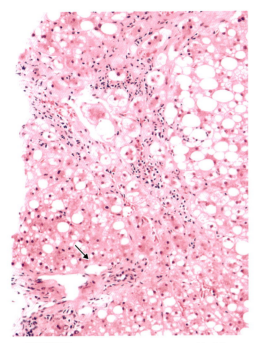

図 4-33 門脈域の変化は乏しく（矢印），実質の脂肪沈着や線維化が主体の変化で，脂肪性肝障害型の組織パターンと認識できる．

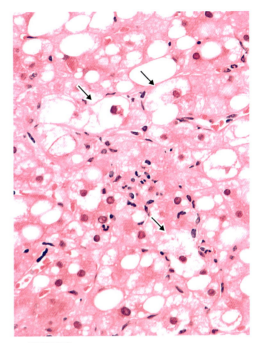

図 4-34 実質には肝細胞風船様腫大が散見される（矢印）．

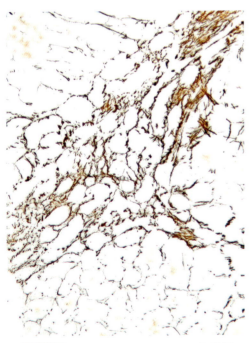

図 4-35 鍍銀染色で，特徴的な肝細胞周囲の線維化が見られる．肝細胞風船様腫大はこういった領域に見られることが多い．

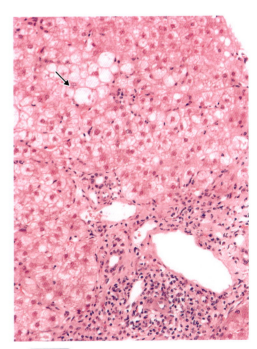

図 4-36 C型慢性肝炎の症例で，門脈域の炎症に加えて，実質内に肝細胞風船様腫大が見られ（矢印），脂肪性肝炎の合併が示唆される．

⑩ ヘモクロマトーシス （Hemochromatosis）

- 組織パターンは「慢性肝炎型」となることが多い．
- ヘモクロマトーシスは遺伝性と二次性に分けられる．
- 遺伝性ヘモクロマトーシスは *HFE* をはじめとした鉄代謝関連遺伝子の異常に伴う臓器鉄沈着症である．複数の原因遺伝子が同定され，基本的な組織変化は原因遺伝子にかかわらず共通している．
- 遺伝性ヘモクロマトーシスは肝細胞を主体とした鉄沈着で，鉄は門脈域周囲の肝細胞から沈着し始め，小葉中心部へと拡がる．
- 鉄沈着の程度は grade 1〜4 の4段階で評価するのが一般的である[1]．さらに細かく評価し，0〜60 にスコア化する方法もある[2]．
- 鉄沈着は肝細胞内の沈着が主体であるが，クッパー細胞，胆管上皮，血管内皮にも沈着が見られる．
- 肝細胞が脱落するが，炎症細胞浸潤などの肝炎性変化は軽度にとどまる．
- 脂肪沈着もよく見られる所見で，鉄沈着が目立たない症例では NAFLD と誤認される可能性がある（図 4-37）．
- 病態の進行に伴い門脈域周囲から線維化が進行し，最終的には小結節性肝硬変となる（図 4-38）．
- 鉄沈着は HE 染色では黄金色の顆粒として同定され，肝細胞の毛細胆管側に沈着する．
- 鉄顆粒は，リポフスチンや胆汁栓との鑑別を要する．HE 染色で判断の難しい症例では鉄染色が有用である（図 4-39）．
- ヘモクロマトーシスでは，鉄沈着は肝全体に見られる．鉄陰性の領域は iron-free foci と呼ばれ，前癌病変と考えられている．ヘモクロマトーシスに合併する肝細胞癌では鉄沈着を欠く．
- 二次性のヘモクロマトーシスは輸血や鉄の過剰摂取に伴って生じる病態で，クッパー細胞内の鉄沈着が主体となる．
- 新生児ヘモクロマトーシスは原因不明の疾患で，新生児期に急性肝不全で発症する．
- 肝臓は高度に線維性で小型の再生結節の形成があり，隔壁内に著明な細胆管反応をみる（図 4-40）．鉄染色で強い鉄沈着が見られる．
- 新生児期の急性肝不全では他疾患でも鉄沈着はほぼ必発のため，鉄沈着があることがヘモクロマトーシスを示唆するわけでなく，HE 染色の所見を含めた診断が必要である．

文献

1) Torbenson M：Iron in the liver：a review for surgical pathologists. Adv Anat Pathol 2011；18：306-317
2) Deugnier YM, Loréal O, Turlin B, et al：Liver pathology in genetic hemochromatosis：a review of 135 homozygous cases and their bioclinical correlations. Gastroenterology 1992；102：2050-2059

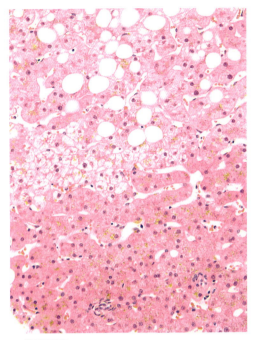

図 4-37 大滴性の脂肪沈着がみられ，単純性脂肪肝に類似しているが，肝細胞に黄金色の顆粒（鉄沈着）が散見される．

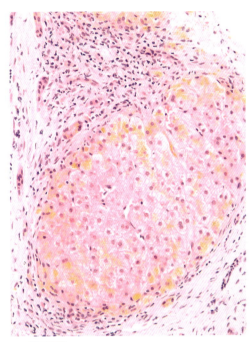

図 4-38 進行例では小結節性肝硬変となる．肝細胞の細胞質の黄金色変化は鉄沈着を反映する．

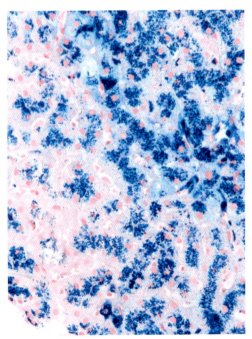

図 4-39 鉄染色（ベルリン・ブルー染色）で肝細胞にびまん性の鉄沈着が見られる．類洞と対側の毛細胆管側に沈着していることがわかる．

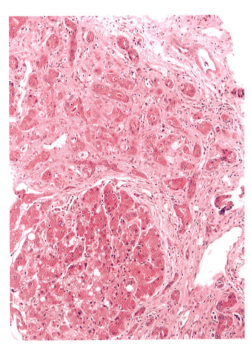

図 4-40 新生児ヘモクロマトーシスでは，小型の再生結節周囲に広い線維性隔壁の形成があり，著明な細胆管反応を伴う．

⑪ ウィルソン病 （Wilson disease）

- 組織学的変化は，肝疾患の進行度や症例によって異なり，「慢性肝炎型」もしくは「脂肪性肝障害型」の組織パターンを呈することが多い（図 4-41）．
- 臨床的には，急性肝不全で発症する症例と，軽度の肝機能異常を偶然指摘される症例に分類できる．
- 急性肝不全を呈する症例の多くは，病理学的に肝硬変であり，慢性肝疾患の急性増悪と理解できる．ただし，組織学的に慢性の変化が明確でなく，高度の肝細胞脱落（亜広範壊死や広範壊死）を呈する症例もまれに存在する．
- 早期の症例では組織学的変化が軽く，非特異的な門脈域の炎症細胞浸潤，脂肪沈着，軽度の肝細胞障害しか見られない（図 4-42）．
- 肥満のない小児に見られる脂肪沈着は代謝性疾患を疑うクルーとなる．
- 最近は遺伝子診断が可能となり，またウィルソン病と診断された患児の兄弟の検査などにより，早期例の診断が増えている．そのような症例では組織変化も軽く，わずかな軽い脂肪沈着を見逃してはいけない．
- 進行に伴って肝細胞障害が明瞭となり，好酸体，肝細胞の大小不同，肝細胞壊死，門脈域の細胆管反応が見られるようになる．ただし，ウイルス性肝炎に比して炎症細胞浸潤の程度は軽い．
- ウィルソン病では門脈域周囲に核糖原が見られることが多いが，特異性は高くない．
- 進行例では，肝細胞の腫大，マロリ体の形成など，特徴的な所見が見られ（図 4-43），最終的には肝硬変（大結節性が典型的）へと進展する．
- 銅や銅結合蛋白の沈着は初期では門脈域周囲に見られ，進行するとびまん性に確認できる．
- ロダニン染色で銅沈着を直接検出することも可能であるが（図 4-44），オルセイン染色で銅結合蛋白が確認できれば診断には十分である．
- 門脈域周囲の銅結合蛋白が見られるため，慢性胆汁うっ滞性疾患と鑑別を要することがあるが，biliary type interface activity や胆管障害などの所見がないことで区別できる．
- 臨床的にウィルソン病が疑われるときは，生検のすべてをホルマリン固定せず，一部を肝組織中の銅含有量測定に使用するとよい．

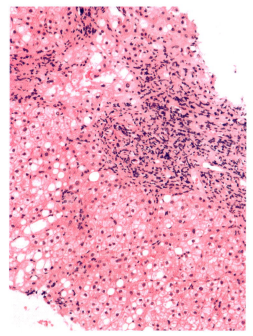

図 4-41 門脈域には中等度の炎症細胞浸潤があり，実質には大滴性の脂肪沈着が見られる．若年者にこのような組織像が見られた際はウィルソン病を考える必要がある．

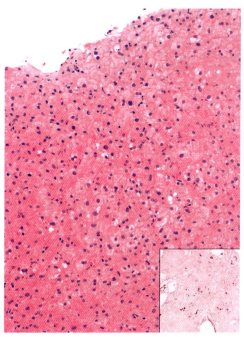

図 4-42 早期症例では組織学的変化が軽微で，ごく軽い脂肪沈着を見る程度のことがある．オルセイン染色で銅結合蛋白の沈着が確認できる（インセット）．

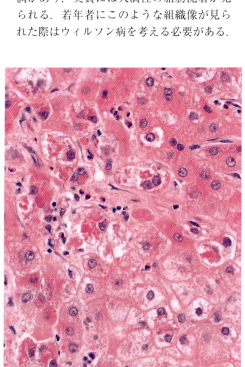

図 4-43 肝細胞は腫大し，内部にマロリ体の形成を見る．

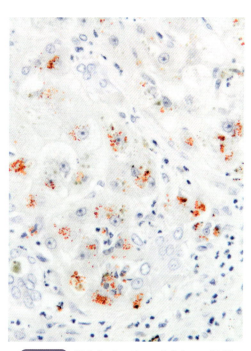

図 4-44 銅染色（ロダニン染色）で，肝細胞に褐色の銅沈着が見られる．

12 サルコイドーシス （Sarcoidosis）

- 全身性サルコイドーシスで肝病変を合併する頻度は，報告によりばらつきがある（10〜24%）．
- 肝サルコイドーシスの組織学的特徴は，多彩な組織パターンが出現しうることである．門脈域の強い炎症細胞浸潤など「**慢性肝炎型**」の組織パターンを呈する症例（41%），細胆管反応，胆管障害，銅結合蛋白の沈着など「**慢性胆汁うっ滞性変化**」を示す症例（58%，**図 4-45**），さらに類洞の拡張や結節性再生性過形成（nodular regenerative hyperplasia：NRH）など血行障害を示唆する症例（20%，「**その他**」の組織パターン）がある[1]．
- これらの頻度を足すと100%を超えるのは，症例によって組織パターンが異なるのみでなく，同じ生検内に部位により異なる組織パターンが見られるからである．
- そのため，生検内に複数の組織パターンが見られる場合，たとえ肉芽腫が確認できなくても，サルコイドーシスは鑑別疾患の一つに挙げる必要がある．
- 慢性胆汁うっ帯性変化を示す症例では胆管障害を伴い，PBCやPSCに類似することがある．
- 肉芽腫は門脈域にも実質内にも見られるが，門脈域やその周辺部に見られることが多い．
- 境界明瞭な肉芽腫で，多核巨細胞や周囲のリンパ球浸潤を伴う（**図 4-46**）．内部にフィブリン沈着を伴うことはあるが，乾酪壊死は見られない．
- まれに，融合した肉芽腫による腫瘤形成が見られ，画像的にも多発性の肝腫瘤を呈する症例があり，sarcoidomaと呼ばれる（**図 4-47**）．
- 炎症細胞の程度は症例により差があり，門脈域や実質に強い炎症を伴う症例から，肉芽腫形成が主体で炎症の目立たない症例までさまざまである．
- 線維化の程度にも差があり，門脈域周囲に線維化が限局することや，肝全体に瘢痕性の線維化が散在性に見られることがある．
- 肝臓以外に病変が明確でない際は，他の肉芽腫性疾患の除外，リンパ節生検，血清アンジオテンシン変換酵素活性値などを総合的に判断する必要がある．
- 悪性リンパ腫の腫瘍随伴症候群としてサルコイドーシス類似の肉芽腫性肝炎が生じることがある（**図 4-48**）．

文献
1) Devaney K, Goodman ZD, Epstein MS, et al：Hepatic sarcoidosis. Clinicopathologic features in 100 patients. Am J Surg Pathol　1993：17：1272-1280

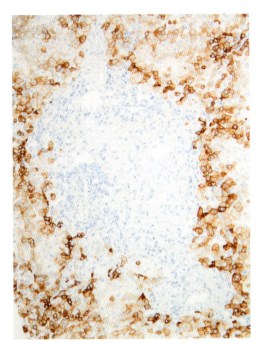

図 4-45　CK7 の免疫染色で，門脈域内に胆管が見られず，胆管消失が示唆される．また，周囲の肝細胞に CK7 の異常発現を見る．慢性胆道系疾患類似の組織像を示したサルコイドーシス症例である．

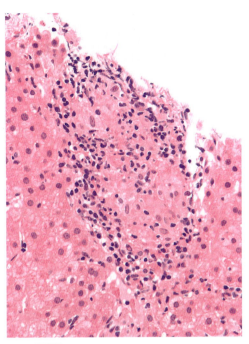

図 4-46　境界明瞭な肉芽腫形成が見られ，壊死は伴わず，周囲に軽いリンパ球浸潤を見る．

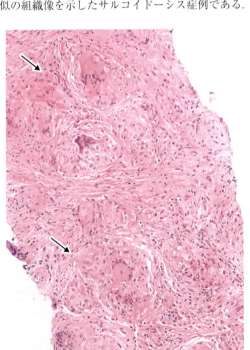

図 4-47　多発性の肝腫瘤から採取された生検．線維性の結節で，内部に肉芽腫が多数見られる（矢印）．

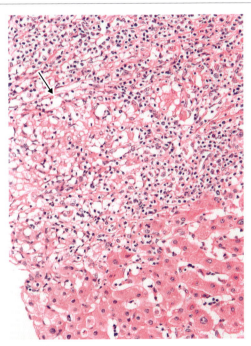

図 4-48　門脈域には強い炎症細胞浸潤があり，肉芽腫形成を伴う（矢印）．サルコイドーシスに類似した組織像だが，最終的に他臓器のリンパ腫に伴う腫瘍随伴症候群と考えられた症例である．

⑬ 非硬変性門脈圧亢進症　(Non-cirrhotic portal hypertension)

- 組織パターンは「その他」となる．
- 非硬変性門脈圧亢進症のなかにはいくつかの疾患が含まれ，特発性門脈圧亢進症（idiopathic portal hypertension；IPH），結節性再生性過形成（nodular regenerative hyperplasia；NRH），肝部分的結節化（partial nodular transformation；PNT），incomplete septal cirrhosis が代表的であるが，先天性肝線維症も広義の意味でこの範疇に含められる．
- IPH では，門脈域に異常の動脈や門脈が見られる（図 4-49）．門脈の長径は正常でも部位により差があるので，サイズ変化の評価が難しいが，その分布は評価可能である．門脈は線維性の結合組織で囲まれるが，この病態では門脈が実質内に突出することがある（herniation と呼ばれる）．
- 一方，動脈はサイズの変化を評価できる．正常肝では動脈と伴走する胆管は同じサイズなので，胆管と比較することで動脈のサイズ変化を評価できる．この病態では，異常に大きな動脈が観察される．
- IPH では，CD34 の免疫染色を行うと門脈域周囲の類洞内皮に異常発現が見られる（図 4-50）．肝内に流入する血流のうち動脈血の比率が増していることを反映する所見である．
- NRH では門脈域周囲の肝実質が結節状に過形成を示し，小葉中心部の肝細胞索が萎縮することを特徴とする（鍍銀染色で確認しやすい）．結節状となるが，結節周囲に線維性隔壁がないことで肝硬変と区別できる．通常の小葉構造と異なり，結節の中央部に門脈域が見られる（図 4-51, 52）．
- 原因不明の全身の炎症性疾患に伴って発生することや，化学療法などによる薬剤性以外に，特発性のものがある．薬剤性では，大腸癌に対してオキサリプラチンを使用した患者で見られることが有名である．
- NRH では胆管障害を伴うことがあり，PBC と誤認してはいけない．PBC と異なり炎症が弱く，銅結合蛋白の沈着がないことなどで区別できる．
- 肝部分的結節化とは NRH が肝門部周囲に限局して見られる病態を呼ぶ．
- Incomplete septal cirrhosis は IPH や NRH の変化に加えて不完全な細い隔壁形成を特徴とする．この隔壁は，急性肝炎後に残存する post-hepatitic type fibrosis に類似するので，他の非硬変性門脈圧亢進症の所見が存在することを確認する必要がある．

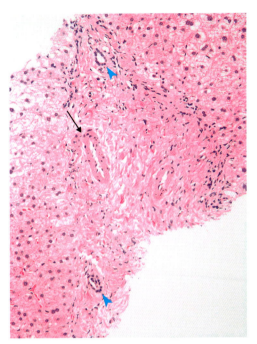

図 4-49 特発性門脈圧亢進症の症例．門脈域は線維性に拡大する．胆管と動脈が見られるが，門脈が確認できない．また，胆管（矢頭）に比して動脈のサイズが大きいのがわかる（矢印）．

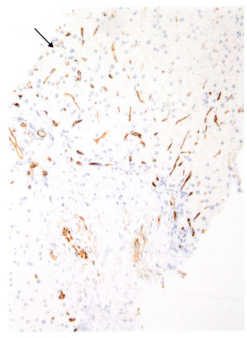

図 4-50 CD34 の免疫染色で，門脈域周囲の類洞内皮に陽性像が見られる（矢印）．

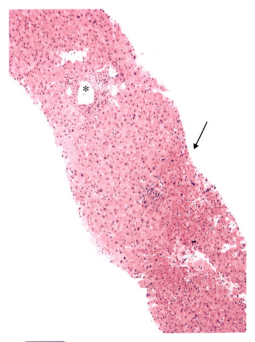

図 4-51 結節性再生性過形成の症例．HE 染色では結節形成が明確でない．小葉中心部に出血を見る（矢印）．＊：門脈域．

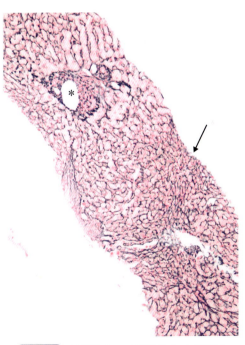

図 4-52 鍍銀染色では門脈域（＊）周囲の肝細胞索が肥厚し，一方小葉中心部の肝細胞索は萎縮していることがわかる（矢印）．NRH に合致する像である．

14 先天性肝線維症 (Congenital hepatic fibrosis)

- 組織パターンは「その他」となる．慢性胆汁うっ滞型と類似するので注意がいる．
- 臨床的には門脈圧亢進症，肝臓の変形，繰り返す胆管炎（とくにカロリ病合併例）が見られる．
- 病理学的に肝実質は広い線維性隔壁で分断され，残存実質はジグソーパズル様の不規則な形態となる（図4-53）．
- 肝硬変との鑑別に有用な所見として，線維化が高度であるのに，組織破壊性がほとんど見られないことである．炎症は軽く，インターフェースの変化にも乏しい（図4-54）．
- 隔壁内には多数の小型胆管・細胆管が見られ（図4-55），一部でductal plateを模倣する円形の配列が確認できる．
- 胆管の管腔は拡張し，管腔内に胆汁栓も見られる（図4-56）．この胆汁栓を入れた拡張胆管は先天性肝線維症に診断価値が高い．
- 敗血症や高度の急性肝炎でも細胆管内に胆汁栓が見られるが，先天性肝線維症とは臨床像が異なる．
- 一般的に，門脈域の炎症や実質炎は軽度にとどまる．しばしば，銅結合蛋白の沈着が見られる（とくにカロリ病合併例）．
- 胆管炎合併例では，細胆管反応，細胆管炎，好中球浸潤など，閉塞性胆管障害を示唆する所見を伴うことがあり，胆汁うっ滞性疾患との鑑別がとくに問題となる．
- 逆に，胆汁うっ滞性疾患の症例で部分的に先天性肝線維症と類似の変化が見られることがあることは知っておく必要がある．
- そういった症例では，隔壁内の変化がどこを見ても比較的均一であること，肝実質の変化に乏しいことは先天性肝線維症を示唆する所見である．また，血液データや臨床経過を含め，診断する必要がある．
- 先天性肝線維症の診断に有用な所見として，カロリ病を疑う胆管の拡張の有無，腎嚢胞の有無，門脈圧亢進症の程度に比して保持される肝予備能が挙げられる．画像所見では，形態変形が目立ち肝硬変と類似することがある．
- 先天性肝線維症やカロリ病は病態が片葉や一区域に限局することがあり，そういった症例では限局性結節性過形成や，嚢胞性腫瘍などの腫瘍性病変との鑑別が問題となる．

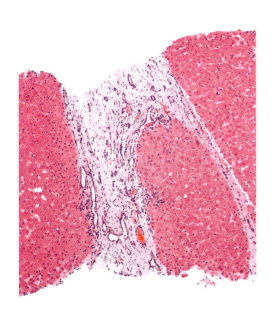

図 4-53 肝実質は広い線維性隔壁で分断され，内部に多数の胆管が観察される．

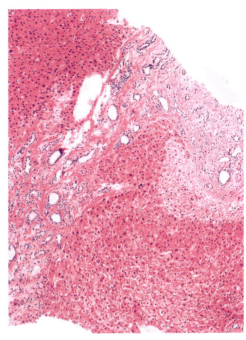

図 4-54 線維性隔壁で分断された肝実質は不整形を示す．隔壁形成が目立つのに比して実質の変化に乏しい．

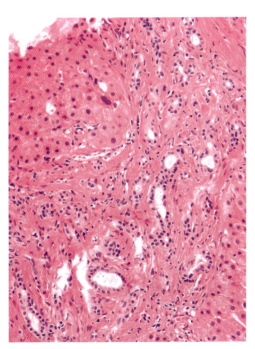

図 4-55 隔壁内に見られる胆管には拡張傾向があり，通常の細胆管反応と異なる．

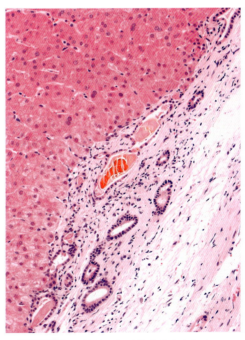

図 4-56 胆管内に胆汁栓も観察される．

⑮ バッド・キアリ症候群 (Budd-Chiari syndrome)

- 組織パターンは「その他」となる．
- バッド・キアリ症候群は大型の肝静脈もしくは肝部下大静脈の狭窄や閉塞機転によりうっ血が生じる症候群である．
- 肝静脈血栓症により，肝内に高度のうっ血が生じ，典型的には，肝腫大，腹水，種々の程度の肝機能異常を呈する．
- 原因として，凝固性亢進が高頻度に見られ，骨髄増殖性疾患，妊娠，抗リン脂質抗体症候群，凝固・線溶系因子の異常に伴って発症する．
- 本邦では，血栓症以外に肝部下大静脈の膜様閉塞例が多い．
- *JAK2* 遺伝子変異は骨髄増殖性疾患で高率に見られるが，バッド・キアリ症候群では骨髄増殖性疾患の合併の有無にかかわらず *JAK2* 遺伝子変異が半数以上に見られる[1]．
- 尾状葉の静脈は下大静脈に直接流入するため，肝静脈血栓症の影響を受けず，代償性に肥大することが多い．
- 臨床的に急性発症であっても，組織学的に慢性の変化が確認できることが多く，無症候性のうっ血が持続していたと考えられる．
- 組織学的に，類洞の拡張とうっ血が見られ，赤血球がディッセ腔に漏出する（図 4-57, 58）．大型の静脈だけでなく，中〜小型の肝静脈にも血栓形成や内腔の閉塞が見られる．
- 慢性期になると，小葉中心部から線維化が生じるが，類洞拡張は持続する（図 4-59）．進行するに従い，中心静脈は線維性隔壁に埋没し，閉塞静脈を認識するのが困難になる．
- さらに線維化が進行すると，門脈域と中心静脈の関係が逆転する．すなわち，小葉中心部は隔壁に巻き込まれ，一方で変化に乏しい門脈域が再生結節内に同定できるようになる．
- この小葉構造の逆転現象と，隔壁周囲に顕著なうっ血性変化があることを認識することが，進行期の診断に重要である．
- 他の慢性肝疾患に比して，線維性隔壁の形態や分布が不整である．
- 疎な線維化巣が実質内に出現するのも特徴の一つである（図 4-60）．
- 銅結合蛋白の沈着や細胆管反応が見られることがあるが，慢性胆汁うっ滞性変化と誤認してはならない．慢性うっ血により胆管に虚血が生じ，このような変化が出現すると考えられている．

文献

1) Patel RK, Lea NC, Heneghan MA, et al：Prevalence of the activating *JAK2* tyrosine kinase mutation V617F in the Budd-Chiari syndrome. Gastroenterology 2006；130：2031-2038

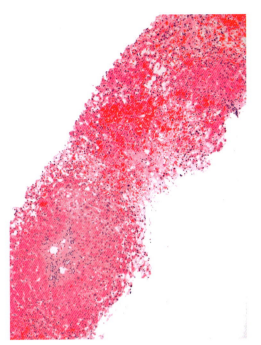

図 4-57 比較的早期の症例で，小葉中心性に強いうっ血，類洞の拡張を見る．

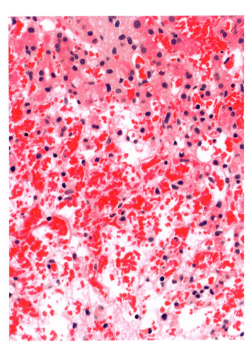

図 4-58 うっ血が目立ち，ディッセ腔内に赤血球の漏出を見る．

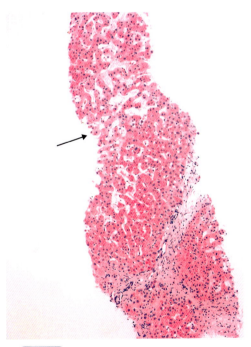

図 4-59 慢性期の症例では，線維化が実質を分断している．隔壁から離れた部位で，類洞の不規則な拡張が見られ，うっ血性変化が示唆される（矢印）．

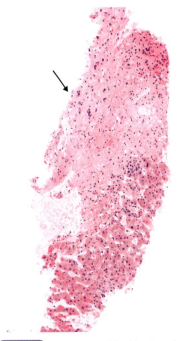

図 4-60 疎な線維化巣が見られる（矢印）．このような不整形の疎な線維化は他の慢性肝疾患で見られる線維化と異なり，うっ血性疾患に特徴的である．

⑯ Veno-occlusive disease/Sinusoidal obstruction syndrome

- 組織パターンについては「その他」となる．

- **Veno-occlusive disease（VOD）** は肝内の小肝静脈の閉塞を特徴とした病態で，肝実質にうっ血をきたす．
- VODは骨髄移植後に発症することが有名で，移植前の化学療法や放射線治療が内皮障害の原因と推察されている．
- 骨髄移植後に肝腫大や腹水が見られるとVODが疑われるが，実際にVODが原因であることは多くない．
- 中型の静脈にも閉塞が見られることがあるが，大型の静脈には変化はない．一方，バッド・キアリ症候群でも小静脈に閉塞が見られることがあるので，大型静脈の閉塞の有無で，バッド・キアリ症候群と鑑別される．
- 中心静脈の内皮下に疎な線維化が見られ，内腔が狭窄・閉塞する（図4-61）．
- 小葉中心性に類洞が拡張し，うっ血性の肝細胞索の萎縮や脱落を示す．
- 重症例では，肝実質は広範に壊死となる（図4-62）．
- 肝臓の虚血でも肝細胞索の萎縮，類洞の拡張，類洞内の赤血球の貯留が見られ，うっ血の組織像と類似することがある．ディッセ腔内に赤血球が確認されるとうっ血が示唆される．
- VODではzone 2〜3の類洞内皮の障害を伴うことも多いため，sinusoidal obstruction syndrome（SOS）と同義語として記載されることがある．しかし，静脈の閉塞を主体とした典型的なVODと，静脈閉塞のない類洞に限局したSOSが同じ病態なのかは議論の余地がある．

- **Sinusoidal obstruction syndrome（SOS）** は薬剤などの内皮障害が原因となり，大腸癌に対して用いられるオキサリプラチンによりSOSが誘発されることはよく知られている．
- 重症例では肉眼的に肝実質がスポンジ状となる．
- 肝実質がびまん性に障害されるというよりは，障害領域と非障害領域が不規則かつランダムに分布する．
- SOSではzone 2〜3の類洞が拡張し，肝細胞索は萎縮する（図4-63）．次第に，障害領域は虚脱する．
- 一方，障害の弱いzone 1の肝実質は過形成性となり，肝細胞索が肥厚する．
- そのため，NRHを合併することが多い（図4-64）．

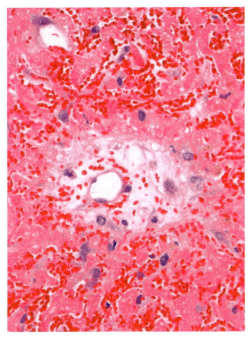

図 4-61 VODの症例．中心静脈の内皮下に疎な線維組織の増生があり，内腔が狭窄する．周囲の肝実質にはうっ血を見る．

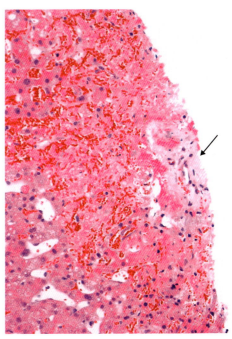

図 4-62 肝実質にはうっ血と肝細胞索の萎縮が見られ，その中央部に高度に狭窄した肝静脈を見る（矢印）．

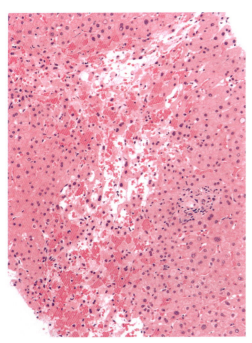

図 4-63 SOSの症例．類洞の不整な拡張，肝細胞索の萎縮，うっ血が見られる．

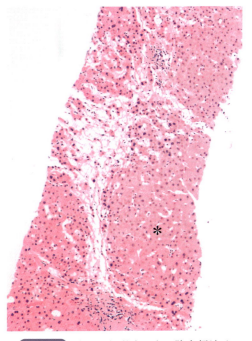

図 4-64 時間が経過すると，障害領域は類洞の拡張を示しながら虚脱し，残存肝実質が結節性となる（＊）．

⑰ 移植片対宿主病　（Graft-versus-host disease）

- 組織パターンは「急性胆汁うっ滞型」のことが多い．
- 骨髄移植後にドナー由来のリンパ球がレシピエントの組織を攻撃することで生じる病態で，肝臓では胆管障害がおもな変化である．
- 移植後数カ月で発生する移植片対宿主病（graft-versus-host disease；GVHD）は急性 GVHD，100 日以降に発生するものは慢性 GVHD とされてきたが，実際には両者の区別は発生時期では決められない．
- そのため，診断には急性や慢性と記述せず，単に「GVHD」と記載するとよい．
- 組織学的には胆管障害が見られ，早期では胆管上皮の配列が不整となり，核の大小不同や内腔の狭小化が見られる（図 4-65, 66）．
- 進行すると胆管が消失する．
- 門脈域の炎症細胞浸潤は一般的に軽度である．胆管消失症候群（p.182）と同様に胆管消失しても細胆管反応は目立たない．
- 実質には軽い炎症細胞浸潤，胆汁うっ滞が見られる．
- 骨髄移植後なので輸血による鉄沈着がクッパー細胞主体に認められる．
- 薬剤性肝障害，ウイルス感染がおもな鑑別疾患となり，胆管障害の有無が鑑別点となる．
- 皮膚や消化管などの他臓器に GVHD が見られるか否かも診断に役立つ情報である．

⑱ アミロイドーシス　（Amyloidosis）

- 組織パターンは「その他」となる．
- 組織学的に，アミロイドの沈着は類洞周囲と血管周囲に見られ，とくに AL アミロイドーシスでは，類洞周囲の沈着が目立つことが多い．
- 類洞周囲の沈着はディッセ腔に沿ったもので，アミロイド沈着に伴い肝細胞索は萎縮する（図 4-67）．
- 血管周囲の沈着は，動脈や細動脈に高頻度に見られる．
- 沈着したアミロイドはコンゴレッド染色やダイレクトファーストスカーレット染色でピンク色に染色され（図 4-68），偏光顕微鏡下で緑色の複屈折を示す．
- 日常診療で経験するのは AL，AA，ATTR，Aβ_2M 型であることが多く，その分類には，κ 鎖，λ 鎖，amyloid A，トランスサイレチン（transthyretin；TTR），β_2 ミクログロブリンに対する免疫染色をパネルで用いるとよい．
- κ 鎖と λ 鎖のどちらかが，他の抗体よりも広く染まれば AL 型が示唆される．
- Amyloid A がびまん性に陽性になれば，AA 型が考えられる．
- ATTR 型は高齢者に発生し TTR に陽性となる．
- Aβ_2M 型は β_2 ミクログロブリンに反応する．長期透析に伴って発生するアミロイドーシスであり，臨床経過の確認も重要である．
- ALect2 型は最近同定されたタイプで，leukocyte chemotactic factor 2 を前駆蛋白とする．他のタイプと異なり，結節状のアミロイド沈着を特徴とする．

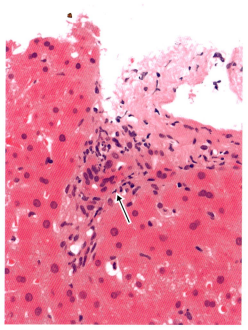

図 4-65 胆管には上皮の配列不整，内腔の狭小化などの障害像が見られる（矢印）．

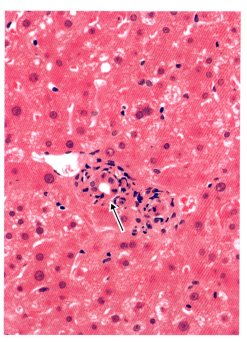

図 4-66 胆管の管腔構造は保たれているが，胆管上皮の核間距離が均一でなく，上皮の配列が乱れていることがわかる（矢印）．この程度の変化でも GVHD と診断される．

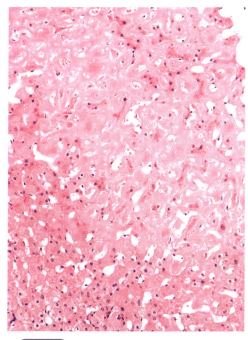

図 4-67 肝細胞索周囲の類洞側に好酸性基質の沈着を見る．それにより肝細胞索は高度に萎縮し，ほとんど確認できない．

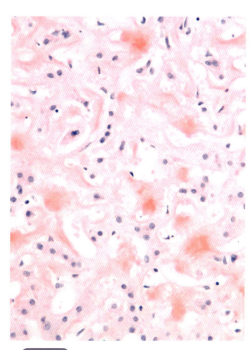

図 4-68 アミロイドはコンゴレッド染色でピンク色となる．

19 胆管消失症候群 （Vanishing bile duct syndrome）

- 組織パターンは「急性胆汁うっ滞型」である．
- 胆管が不明瞭な門脈域が見つかる．胆管は伴走する肝動脈と同じサイズなので，動脈の大きさを目安にして胆管を探すとよい．
- 正常肝でも薄切面の関係で胆管が確認できない門脈域が見られることがある．目安として1割を超える門脈域で異常があると有意とするとよい．
- 狭義の胆管消失症候群では，細胆管反応はほとんど見られず，早期には銅結合蛋白の沈着もない．
- 胆管が完全に消失していなくても高度の胆管障害により管腔構造が確認できない場合は，胆管消失症候群への進展の可能性についても言及する必要がある（図4-69）．
- 高度の胆管障害や胆管消失に伴い実質には胆汁うっ滞が出現する．
- 薬剤性肝障害などで毛細胆管内に高度の胆汁うっ滞が生じると胆管が二次的に萎縮することがある．胆管内に胆汁が流れないために胆管が狭小化したと考えられ，そのような変化を胆管消失と過剰診断してはいけない．
- CK7免疫染色で，CK7陽性の胆管上皮が確認できないときは胆管消失が示唆される．また，胆汁うっ滞により門脈域周囲の肝細胞にCK7の異常発現が見られるので，胆管障害を客観的に評価するのに役立つ（図4-70）．
- CK19の免疫染色でも胆管が消失していることが確認できるが，肝細胞の異常発現は見られないので，CK7のほうが診断的価値が高い．
- 組織像でGVHDと胆管消失症候群で見られる胆管の変性・消失は区別できず，骨髄移植の有無が診断上もっとも重要である．ただし，骨髄移植後の患者に薬剤性の胆管消失症候群が生じる可能性はあり，そのような症例では鑑別はきわめて難しく，服薬歴などの臨床経過，他臓器にGVHDが存在するかなど総合的な判断が求められる．
- 原因不明の胆管消失症候群の症例では薬剤以外に腫瘍随伴症候群を考慮する必要があり，全身精査が求められる．ホジキンリンパ腫が有名だが，悪性固形腫瘍でも生じることがある（図4-71）．
- 胆管消失をきたすもう一つの病態が，肝移植後の慢性拒絶である．
- 急性細胞性拒絶が持続し，慢性拒絶に移行する際，次第に胆管障害が強くなり胆管が消失する経過が観察される（図4-72）．そのプロセスは胆管消失症候群と類似する．GVHDと同様に組織像のみで両者を区別することはできない．

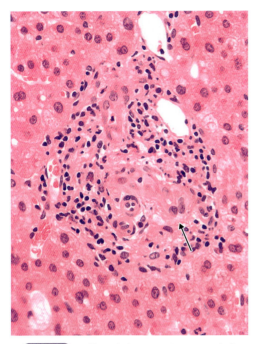

図 4-69 胆管は消失していないが，高度に不整となり内腔が確認できない（矢印）．胆管消失への移行が疑われる像である．細胆管反応は見られない．

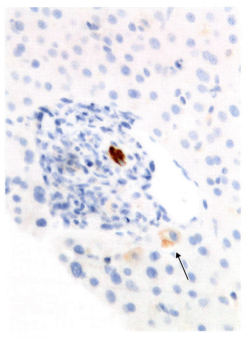

図 4-70 HE 染色では胆管は明確でなかったが，CK7 の免疫染色でわずかに残存する胆管上皮が確認される．ただし，管腔構造は見られない．周囲の肝細胞に軽い CK7 の発現を見る（矢印）．

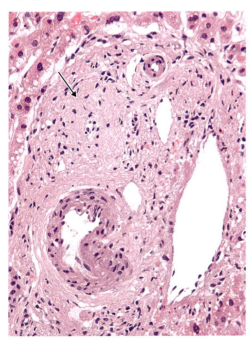

図 4-71 固形癌の腫瘍随伴症候群で発生した胆管消失症候群．矢印は胆管が存在したと思われる部位を示す．胆管は見られず，細胆管反応も伴っていない．短期間で胆管が消失したと思われる所見である．

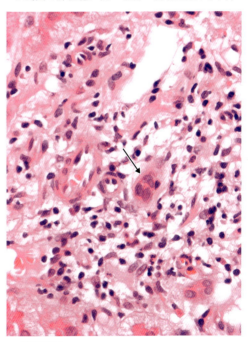

図 4-72 グラフト肝生検．門脈域にリンパ球を主体とした炎症細胞浸潤があり，胆管が高度に小型化しており（矢印），胆管障害が示唆される．急性細胞性拒絶から慢性拒絶への移行が懸念される所見である．

20 肝炎ウイルス以外のウイルス感染

- 肝炎ウイルス以外のウイルス感染では「**急性肝炎型**」の組織パターンを示すことが多く，組織学的にウイルスのタイプを特定できないことがほとんどである．
- 一方，いくつかのウイルスでは特徴的な組織像を示すことが知られており，原因ウイルスを推定・特定するのに役立つ．

- **単純ヘルペスウイルス（herpes simplex virus）** 感染では，肝細胞にウイルスの感染があり，核にすりガラス状の封入体が見られる（**図 4-73**）．封入体の形態は他臓器で見られる単純ヘルペスウイルス感染と同様である．
- 単純ヘルペスウイルス感染は免疫抑制状態で起こりやすい．
- 感染した肝細胞は壊死に陥り，肝実質内に凝固壊死巣を形成する（**図 4-74**）．巣状壊死や帯状壊死と異なり，肝細胞が脱落した部位に核の粉砕物が多数見られ，凝固壊死と判断される．
- 凝固壊死巣が肝実質に見られた際は，HE 染色で封入体が確認できなくても，単純ヘルペスウイルスの可能性を考慮して免疫染色を行う必要がある（**図 4-73**）．

- **帯状疱疹ウイルス（varicella zoster virus）** はヘルペスウイルス科に属するウイルスで，頻度は低いが単純ヘルペスウイルス同様に凝固壊死をきたす．出産後に発生する劇症肝炎の原因となることが知られている．
- 肝細胞にはすりガラス状の封入体が見られる．
- 帯状疱疹ウイルスの免疫染色は困難なことが多く，診断には polymerase chain reaction（PCR）などの遺伝子学的検査が有用である．

- **アデノウイルス（adenovirus）** も同様に肝実質の凝固壊死をきたす．
- アデノウイルス感染は肝移植後などの免疫抑制状態の患者で見られ，重度の肝炎・肝不全をきたす．
- 肝実質に巣状〜びまん性の凝固壊死が見られ，感染した肝細胞の核にはすりガラス状の封入体が見られる．
- まれに胆管上皮に感染することもある（**図 4-75**）．
- アデノウイルスの免疫染色で陽性像が観察される（**図 4-76**）．
- 単純ヘルペスウイルス感染とアデノウイルス感染の HE 染色の組織像は類似しており，鑑別には免疫染色が必要である．つまり，肝実質に原因不明の凝固壊死が見られたら，単純ヘルペスウイルスとアデノウイルスの免疫染色を行わなければならない．

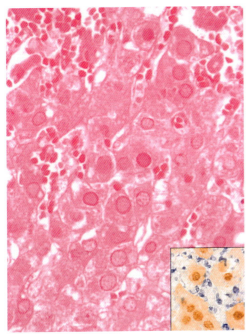

図 4-73　単純ヘルペスウイルス感染．凝固壊死巣内の肝細胞の核にすりガラス状の封入体を見る．単純ヘルペスウイルスに対する免疫染色で陽性像が観察される（インセット）．

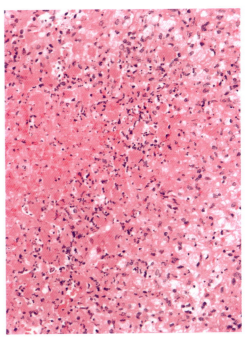

図 4-74　単純ヘルペスウイルス感染．肝実質に凝固壊死巣を見る．

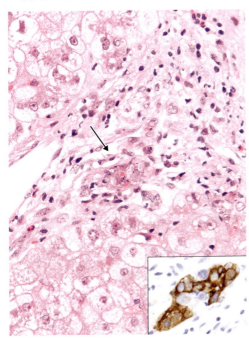

図 4-75　アデノウイルス感染．胆管の破壊が見られ，管腔構造が確認できない．核の粉砕物を伴い，凝固壊死が示唆される．HEでは胆管か不明瞭だが，CK7免疫染色陽性であり胆管と考えられる（インセット）．

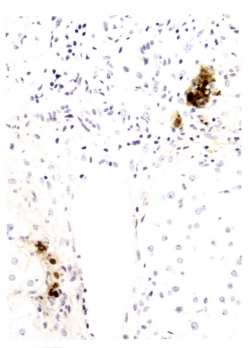

図 4-76　アデノウイルス感染．アデノウイルス免疫染色で，破壊された胆管に一致して陽性像が見られる．図4-75と同一症例．

20 肝炎ウイルス以外のウイルス感染 (つづき)

- 免疫不全のない患者では，**サイトメガロウイルス（cytomegalovirus）**感染は伝染性単核球症様の組織像を示す．すなわち，類洞内にリンパ球の浸潤が目立ち，連なるように配列する．リンパ球の浸潤に比して肝細胞障害は目立たない．
- 肝移植や腎移植などの免疫抑制状態の患者では，肝炎をきたす．好中球が集簇した微小膿瘍はサイトメガロウイルス感染を疑わせるクルーとなる（**図 4-77**）．
- 典型例では微小膿瘍の中に変性した肝細胞が見られるか，たとえ見られなくても免疫抑制患者では微小膿瘍があれば免疫染色を行う必要がある．
- 広い領域で肝細胞に封入体が見られるにもかかわらず，炎症反応や壊死がほとんど見られないことがある．
- サイトメガロウイルス感染による封入体は"フクロウの目"と称される．
- 肝細胞以外に胆管上皮にも封入体が見られることがある（**図 4-78**）．
- ウイルスの同定には免疫染色が有用である（**図 4-77**）．

- **EB ウイルス（Epstein-Barr virus）**感染は若年者に発生する伝染性単核球症の原因として知られており，肝臓では上述した類洞内に連なるリンパ球浸潤が見られる（**図 4-79**）．
- 伝染性単核球症では門脈域の炎症が目立つことがあり，浸潤リンパ球は軽い核の腫大を伴うため悪性リンパ腫との鑑別を要する（**図 4-80**）．
- 伝染性単核球症で浸潤するリンパ球は T 細胞が主体である．EB ウイルスは B 細胞に感染しており，EBER（EBV-encoded small RNA）染色でも陽性細胞は見られないか，見られても少数である．
- まれに，サイトメガロウイルス感染と同様に，微小膿瘍を形成することがある．
- EB ウイルス感染による肝障害にはリンパ増殖性疾患がある．先天性免疫不全，臓器移植後状態，メトトレキセート治療を背景に，EB ウイルス感染がリンパ球の増殖をきたす．

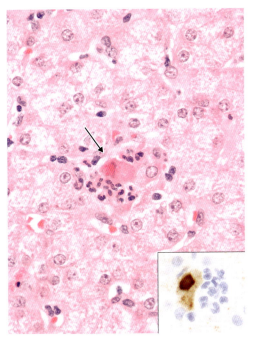

図 4-77　サイトメガロウイルス感染．肝実質に好中球の小集簇からなる微小膿瘍が観察され，その内部にCMV免疫染色で陽性となる（インセット）変性した肝細胞が見られる．

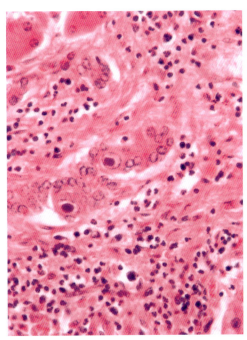

図 4-78　サイトメガロウイルス感染．胆管上皮に"フクロウの目"様の封入体を見る．

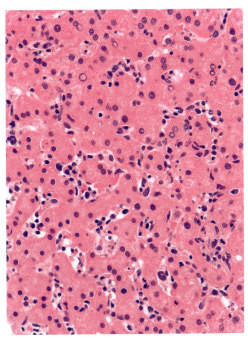

図 4-79　EBウイルス感染．類洞内にリンパ球浸潤が目立ち，連なるように配列している．肝細胞壊死は目立たない．

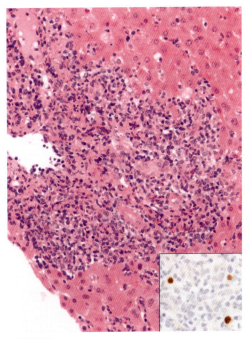

図 4-80　EBウイルス感染．本例では類洞内のリンパ球浸潤よりも門脈域の細胞浸潤が目立ち，悪性リンパ腫が鑑別になる．EBER染色で小数のリンパ球に陽性像が観察される（インセット）．

索 引 (太字の頁は詳しい記述があることを示す)

和 文

あ
アデノウイルス 184
アポトーシス 13
アミロイドーシス 121, **180**
アルコール性肝障害 138, **162**
亜広範壊死 12, 168

い
イソニアジド 141
インターフェース肝炎→interface hepatitis を見よ
移植片対宿主病（GVHD） 86, 93, **180**, 182

う
ウイルス感染（肝炎ウイルス以外） 184, 186
ウイルス性急性肝炎 148
ウイルス性慢性肝炎 150
ウィルソン病 81, 168
うっ血 91, 176, 177, 179
羽毛様変性 18

え
エンペリポレーシス 14, 47, 154
炎症性腸疾患 66

お
オーバーラップ
　AIH/PSC—— 125, 158
　PBC/AIH—— 62, 63, 154
オキサリプラチン 178
オルセイン染色 19, 33, **36**, 65, 70, 81, 89, 124, 157, 169

か
カロリ病 90, 174
解剖学的分類 31
潰瘍性大腸炎の既往 145
架橋壊死 12, 31
架橋性線維化 31
拡張胆管 174

核糖原 18, 168
肝移植 186
　——後の慢性拒絶 182
肝炎後肝線維症 44
肝細胞索 17
　——萎縮 181
肝細胞周囲の線維化 20, 106, 165
肝細胞腫大 13, 76, 168
肝細胞内胆汁うっ滞 10
肝細胞風船様腫大 13, 75, 107, 114, 162, 165
肝静脈周囲帯壊死 12
肝生検診断手順 25
感染症 20
肝中心静脈閉塞症 93, **178**, 179
肝部分的結節化 104, 172

き
急性肝炎型 27, 40, 41, 48, 111, 128, 141, 148, 152, 154, 184
急性肝不全 139
急性胆汁うっ滞 18
急性胆汁うっ滞型 28, 86, 152, **180**, 182
凝固壊死 184, 185
虚血性胆管障害 86
巨大ミトコンドリア 16
虚脱 21, 30, 39, 40, 41, 42, 46, 47, 109, 124, 134, 139, 148

く
グリソン鞘 8

け
結核 139
結節性再生性過形成 21, 103, 104, 172
限界板 8, 32
　——の破綻所見 33
原発性硬化性胆管炎（PSC） 66, 86, 133, 146, **158**
　——/AIH オーバーラップ 125, 158

　——と IgG4 関連硬化性胆管炎の肝生検所見の比較 133
　——類似 72, 129
原発性胆汁性胆管炎（PBC） 61, 86, **156**
　——/AIH オーバーラップ 62, 63, 154
　——と脂肪性肝炎の合併 107
　——における肝生検 62
　——類似 72

こ
コンゴレッド染色 181
好酸体 13, 74, 97, 149
広範壊死 12, 168, 178
孤在性小葉中心性帯状壊死 111
骨髄移植後 91, 178, 180, 182

さ
サイトメガロウイルス 186
サルコイドーシス 72, **170**
　——類似 171
細胆管炎 9, 70, 129, 144
細胆管増生→細胆管反応を見よ
細胆管内胆汁うっ滞 11
細胆管反応 8, 32, 79, 127, 136, 140, 144, 148, 167
細胞質の淡明化 13

し
自己免疫性肝炎（AIH） 48, 53, 97, 111, **154**
　——/PBC オーバーラップ 62, 63, 154
　——/PSC オーバーラップ 125, 158
　——のスコアリングシステム 53
　——類似 129
　薬剤関連の—— 97, 98
自己免疫性膵炎 131
脂肪肝の分類 81
脂肪性肝炎 13, 163
　——と PBC の合併 107
　薬剤性の—— 116
脂肪性肝障害型 29, 75, 81,

115, 138, 162, 164, 165, 168
脂肪性肝障害の合併 108
脂肪沈着 163
　　小滴性脂肪沈着も見よ
　　大滴性脂肪沈着も見よ
脂肪滴 17
脂肪肉芽腫 17
腫瘍随伴症候群 171, 182
小滴性脂肪沈着 15
　　――をきたす疾患 81
小児の原発性硬化性胆管炎（PSC）125
小児の脂肪肝 81
小葉中心性の帯状壊死 111
小葉構造の逆転現象 176
腎移植 186
新犬山分類 57, 150
新生児ヘモクロマトーシス 167

す
ステロイドトライアル 56
すりガラス状の封入体 184, 185
すりガラス状変化 151

せ
線維化
　　――スコア 57
　　――の過小評価 104
　　――の評価 58, 150
　　網目状―― 162
　　架橋性―― 31
　　肝細胞周囲の―― 20, 106, 165
　　疎な―― 177
　　胆管周囲の―― 9, 124, 159
　　同心円状の―― 9, 65
　　花むしろ状の―― 160
　　瘢痕性―― 30
線維性拡大 113, 131, 134, 160
線維性隔壁 43, 45, 68, 88, 99, 101, 105, 122, 167, 175, 176
先天性肝線維症 90, 104, 174

そ
巣状壊死 11, 27, 52, 55, 61, 97, 123, 127, 136, 149
組織パターン 24, 26
疎な線維化 177
その他のパターン 44, 90, 93, 101, 107, 111, 120, 138, 170, 172, 174, 176, 178, 180

た
ダイレクトファーストスカーレット染色 120, 180
帯状壊死 12, 38, 40, 96, 109, 130, 134
　　小葉中心性の―― 111
帯状疱疹ウイルス 184
大滴性脂肪沈着 15, 29, 56, 80, 106, 167, 169
　　――をきたす疾患 81
多核巨大肝細胞 14
胆管周囲の線維化 9, 124, 159
胆管障害 180
胆管消失 9, 85, 171
　　――をきたす薬剤 87
　　――を呈する疾患 86
胆管消失症候群 86, 180, 182
　　薬剤性の―― 182
胆管上皮配列不整 181
胆管の拡張 90, 175
単細胞性壊死 11
胆汁（酸）うっ滞 13, 18, 33
胆汁うっ滞性ロゼット 17
胆汁性梗塞 18
胆汁栓 10, 11, 17, 28, 83, 90, 159, 174, 175
単純性脂肪肝 76
単純ヘルペスウイルス 184

ち
中心静脈炎 127
中心静脈周囲炎 14, 47, 52, 96, 123, 155
中心静脈周囲選択的な肝細胞障害 111

て
ディッセ腔 177
鉄沈着 19, 167, 180
伝染性単核球症 186

と
トランスサイレチン 180
銅結合蛋白の沈着 20, 65, 81, 168, 174
同心円状の線維化 9, 65
特発性門脈圧亢進症 104, 172

な
内皮炎 15, 110

に
ニトロフラントイン 97
肉芽腫 62, 171
　　――形成 72
　　脂肪―― 17
　　類上皮―― 16, 70, 71, 128
肉芽腫性炎症 157
肉芽腫性肝炎 71
肉芽腫性変化 60

ね
ネフローゼ症候群 118

は
バッド・キアリ症候群 94, 104, 176
花むしろ状の線維化 160

ひ
非アルコール性脂肪性肝炎（NASH）75, 113, 164
非アルコール性脂肪性肝疾患（NAFLD）77, 164
非硬変性門脈圧亢進症 104, 172
微小膿瘍 20, 186

ふ
フクロウの目 187
風船様腫大→肝細胞風船様腫大を見よ

へ
ヘモクロマトーシス 166
　　新生児―― 167
ベルリン・ブルー染色 19, 167
閉塞性静脈炎 161

ほ
ホジキンリンパ腫 86, 182

ま
マクロファージ 17, 141, 148
マロリ体 16, 114, 163, 168, 169
慢性肝炎型 28, 53, 56, 97, 124, 132, 150, 154, 160, 166, 168, 170
慢性肝炎型と慢性胆汁うっ滞型の鑑別点 32
慢性胆汁うっ滞型 29, 61, 66, 71, 124, 145, 156, 158, 160, 170

――類似 174
慢性非化膿性破壊性胆管炎（CNSDC） 61

み
ミノサイクリン 97, 142

め
メチルドパ 142
メトトレキサート 116, 186
免疫関連の薬剤性肝障害 98
免疫関連有害事象 129
免疫チェックポイント阻害薬に関連した肝障害 98, 129

も
毛細胆管内胆汁うっ滞 10
門脈域 8

や
薬剤関連自己免疫性肝炎の原因薬剤 97
薬剤性肝障害 40, 41, 86, 97, 126, 141, 152
　――疑い 111
　肝細胞障害型―― 152, 153
　混合型―― 152
　胆汁うっ滞型―― 152, 153
　免疫関連の―― 98
薬剤性の脂肪性肝炎 116
薬剤性の胆管消失症候群 182
薬剤誘発型自己免疫性肝炎 98

ら
ライソゾーム酸性リパーゼ欠損症 81

り
リンパ濾胞の形成 151

る
類上皮肉芽腫 16, 70, 71, 128
類洞の拡張 177

ろ
ロゼット 17, 155, 159
　胆汁うっ滞性―― 17
ロダニン染色 169

欧　文

A
A 型急性肝炎 149
acidophilic body 13, 74, 97, 149
acute viral hepatitis 148
adenovirus 184
alcoholic foamy degeneration 162
alcoholic liver disease 138, 162
amyloid A 180
amyloidosis 121, 180
autoimmune hepatitis（AIH）→自己免疫性肝炎を見よ
autoimmune sclerosing cholangitis 125, 158

B
β_2ミクログロブリン 180
B 型急性肝炎 149
B 型慢性肝炎 151
bile cast→胆汁栓を見よ
bile infarct 18
biliary type interface activity 29, 35, 65, 69, 129, 145
　――類似 88
biliary type interface hepatitis 144
bland cholestasis 86, 152
bridging necrosis 12
Budd-Chiari syndrome 94, 176
burned-out NASH 77, 164

C
C 型肝炎 151
C 型慢性肝炎 56, 165
canalicular cholestasis 10
Caroli disease 90, 174
central perivenulitis 14, 47, 52, 96, 123, 155
cholangiolitis 9, 70, 129, 144
cholestatic rosette 17
cholesteryl ester storage disease 81
chronic non-suppurative destructive cholangitis（CNSDC） 61
chronic viral hepatitis 150
collapse→虚脱を見よ
confluent necrosis→帯状壊死を見よ
congenital hepatic fibrosis 90, 104, 174
copper-associated protein deposition 20, 65, 81, 168, 174
cytomegalovirus 186

D
drug-induced liver injury→薬剤性肝障害を見よ
ductal plate malformation 90
ductopenia→胆管消失を見よ
ductular cholestasis 11
ductular reaction→細胆管反応を見よ

E
EB ウイルス（Epstein-Barr virus：EBV） 186
　――関連のリンパ増殖症 117
　――の再活性化 116
EBER in situ hybridization 117
EBER（EBV-encoded small RNA）染色 117, 186, 187
emperipolesis 14, 47, 154
endotheliitis 15, 110
epithelioid granuloma 16, 70, 71, 128

F
feathery degeneration 18
features of venous outflow block 94
fibro-obliteration 158
fibrosing cholestatic hepatitis 149
focal necrosis→巣状壊死を見よ

G
giant mitochondria 16
Glisson's capsule 8
graft-versus-host disease（GVHD） 86, 93, 180, 182

H
hemochromatosis 166
hepatitic duct injury 150
hepatitic type interface activity 8, 34, 51, 132
hepatocellular cholestasis 10
hepatocyte ballooning 13, 75, 107, 114, 162, 165
hepatocyte swelling 13, 76, 168
herniation 102, 172

herpes simplex virus **184**

I

idiopathic portal hypertension (IPH) 104, **172**
IgG4 関連硬化性胆管炎（IgG4-related sclerosing cholangitis） 133, **160**
　——と PSC の肝生検所見の比較 **133**
immune-related adverse events（irAE） **129**
incomplete septal cirrhosis 104, **172**
interface activity 32, **35**
　biliary type—— 29, **35**, 65, 69, **129**, 145
　hepatitic type—— 8, **34**, 51, **132**
interface hepatitis 8, 51, 55, 59, 95, 122, 127, **132**, 134, 151, 155, 159
iron-free foci **166**
Ishak 分類 57, **150**
isolated central perivenulitis **111**
isolated centrilobular zonal necrosis **111**

J

JAK2 遺伝子変異 **176**

L

lipogranuloma 17, **164**
liver cell plate **17**
LiverTox **87**

M

macrovesicular steatosis→大滴性脂肪沈着を見よ
Mallory-Denk body→マロリ体を見よ
massive necrosis **12**, 168, 178
microabscess 20, **186**
microvesicular steatosis→小滴性脂肪沈着を見よ
multinucleated giant hepatocyte **14**

N

nodular regenerative hyperplasia（NRH） 21, 103, 104, **172**, 178
non-alcoholic fatty liver disease（NAFLD） 77, **164**
non-alcoholic steatohepatitis（NASH） 75, 113, **164**
non-cirrhotic portal hypertension 104, **172**
nuclear glycogen 18, **168**

O

orcein stain→オルセイン染色を見よ

P

partial nodular transformation（PNT） 104, **172**
pericellular fibrosis 20, **106**, 165
periductal fibrosis 9, **124**, 159
perivenular zonal necrosis **12**
pigmented macrophage **137**
post-hepatitic type fibrosis 44, **172**
primary biliary cholangitis（PBC）→原発性胆汁性胆管炎を見よ
primary sclerosing cholangitis（PSC）→原発性硬化性胆管炎を見よ

R

rosette→ロゼットを見よ

S

sarcoidoma **170**
sarcoidosis→サルコイドーシスを見よ
siderosis 19, **167**, 180
sinusoidal obstruction syndrome（SOS） 94, **178**, 179
slender fibrous septa **45**
spotty necrosis **11**
submassive necrosis **12**, 168

T

TNF-α 阻害薬 **146**

V

vanishing bile duct syndrome→胆管消失症候群を見よ
varicella zoster virus **184**
veno-occlusive disease（VOD） 93, **178**, 179

W

Wilson disease 81, **168**

Z

zonal necrosis→帯状壊死を見よ
zone 3 necrosis **12**
zone 分類 **31**

●著者プロフィール

全　陽　Yoh Zen, MD, PhD, FRCPath

King's College Hospital 肝臓病理学教授．金沢大学，神戸大学での勤務を経て，2018年から現職．日本と英国で病理専門医の資格を持つ．専門は肝胆膵病理とIgG4関連疾患．著書にはAFIP Tumors of the Liver（共著，米国ARP出版），MacSween's Pathology of the Liver（共著，Elsevier出版）がある．

組織パターンに基づく
肝生検の病理診断

2019年5月1日　第1版1刷発行

著　者　全　　　陽
発行者　増永　和也
発行所　株式会社　日本メディカルセンター
　　　　東京都千代田区神田神保町1-64（神保町協和ビル）
　　　　〒101-0051　TEL 03（3291）3901（代）
印刷所　三報社印刷株式会社

ISBN978-4-88875-313-5
©2019　乱丁・落丁は，お取り替えいたします．

本書に掲載された著作物の複製・転載およびデータベースへの取り込みに関する許諾権は日本メディカルセンターが保有しています．

JCOPY ＜出版者著作権管理機構委託出版物＞
本書のコピーやスキャン等による無断複製は著作権法上での例外を除き禁じられています．複製される場合は，そのつど事前に，出版者著作権管理機構（電話03-5244-5088, FAX 03-5244-5089, e-mail : info@jcopy.or.jp）の許諾を得てください．